플로차트

정형외과 한약

FlowChart

플로차트
정형외과 한약

한약 사용으로 한층 향상되는 치료 효과!

니미 마사노리 | 토미자와 히데아키 지음

권승원 옮김 | 무토 요시테루 감수

청홍

집필자 일람

감 수

무토 요시테루   일반사단법인 도쿄건강재활종합연구소 대표이사 및 소장, 도쿄대학 명예교수

저 자

니미 마사노리   옥스퍼드대학 의학박사, 니미 마사노리의원 원장, 일본스포츠협회 공인 스포츠닥터

Dr. T, 토미자와 히데아키

도쿄카마타병원 정형외과 부장

칼럼 특별기고

나카야마 쿄코   약사, 〈한방jp〉 편집장, 한약 및 생약 인정 약사, 일본괴이(槐耳)연구회 학술담당 이사

역 자

권승원   경희대학교한방병원 순환신경내과 부교수

감수의 말

'인정과 도리를 다한다(情理を尽くす)'라는 말이 있습니다. 인간다운 감정(human)과 모든 일의 도리(science)를 중시하여 각각의 과제에 대응해가는 것을 의미합니다. 인정이 과해서 도리를 경시 혹은 무시하면 효과가 없을 뿐 아니라 오히려 손해를 끼칠 수도 있습니다. 반면, 도리가 지나쳐 사람의 마음을 경시하거나 무시하면 오히려 마음에 상처를 입게 됩니다.

이 책은 '현대한방(modern kampo)' 시리즈 중 〈정형외과〉 편으로 기획, 제작되었습니다. 서양의학의 외과 의사로서 오랜 기간 국내외 임상경험과 학술연구 실적을 가지고 있으며 '현대한방'의 제창자이자 실천자인 니미 마사노리 선생의 이론체계에 기반하여 간사이와 도내에서 제1선 정형외과 의사로 풍부한 임상경험을 보유하고, 지금도 수많은 수술을 담당하고 있는 베테랑 토미자와 선생이 협동으로 구성, 집필을 진행했습니다.

이 두 분의 환자를 향한 따뜻한 눈빛과 명랑하고 활달한 인격이 합쳐져 틀림없이 '인정과 도리를 다할' 의학서적이 탄생하게 되었습니다.

일찍이 '난방(蘭方)'이라 불리는 서양의학과 의료가 본격적으로 도입된 이후, '한방'은 난해하며 다가가기 어렵고, 때때로는 '요괴'(니미 선생) 같은 존재로써 우러러보면서도 멀리해 온 역사가 분명 존재하고, 지금도 그런 생각에 사로잡혀 있는 의료종사자도 있을 겁니다.

'현대한방'은 한마디로 표현하자면 '어려운 것을 쉽게, 쉬운 것을 깊게, 깊은 것을 재밌게'(작가, 이노우에 히사시) 전달하여 일본 의료의 폭을 넓히고 보다 따뜻하고 신뢰받는 의료현장으로 만들어가자는 것으로, 니미 선생의 열성과 예리한 감성의 결실로 볼 수 있는 치료체계를 가지고 있습니다.

니미 선생의 한방에 대한 은사이자, 동양의학의 태두인 마츠다 구니오 선생이 강조한 한방의 정석을 지키면서도 눈 딱 감고 새로운 방식으로 보다 유연하며 실천적일 수 있는 처방 플로차트는 현재 임상 각과에서 적극적으로 응용되고 있습니다.

와비차(Wabicha, 다도에서, 기구나 예법보다는 화경청적(和敬淸寂)의 경지를 중시하는 일 [역자 주])를 완성한 센노 리큐의 가르침을 와카(일본 고유 형식의 시[역자 주]) 형식으로 정리한 〈리큐도가〉 중 한 구절인 '규거작법(規矩作法), 수(守)를 다하며 파(破)하고, 리(離)를 하면서도 본(本)을 잊지 말라'는 '수파리(守破離)'의 원전이 되고 있습니다.

이 책에 기재된 한약들도 기본은 지키면서(守), 대담한 발상과 유연한 자세로 기존의 틀을 깨며(破), 리(離)하고 있는데, 이는 사실 원래부터 의료의 기본자세로써 유지되어야 만 하는 내용입니다.

정형외과학은 근골격계 전문의학입니다. 근골격계는 신체의 표현계 기관입니다. 이 책이 한 명 한 명의 환자가 '움직일 수 있어 기쁘고, 움직일 수 있어 행복하다' (공익재단법인 근골격계의 건강, 일본협회의 표어)를 실감할 수 있게, 그리고 인생의 희망이 생겨나게 하는 의료의 실현에 도움이 되길 바랍니다.

일반사단법인 도쿄건강재활종합연구소 대표이사, 소장
도쿄대학 명예교수

무토 요시테루

서문을 대신하여

플로차트 시리즈 1탄인 《플로차트 한약치료》가 세상에 나온 지 13년이 지났습니다. 기본적으로 한방이론이나 한방진료가 꼭 필요하지 않다는 입장에서 양의사가 지금 이 순간 고통을 겪고 있을 환자에게 보험적용 한방엑스제를 처방하는 방법을 플로차트로 보여준 서적입니다.

이 책이 시리즈가 되어 13년 후인 지금까지도 증쇄를 거듭하게 될 것이라고는 저자인 저도 출판사도 상상하지 못했습니다. 많은 선생님들의 서포트가 있었던 덕입니다.

저는 한약을 한방을 제대로 전공한 전문가만의 것으로 두어서는 미래가 없다고 생각합니다. 그러기에는 지금 이 순간 고통을 받고 있는 환자분들이 너무도 가엽습니다.

한약과 관련된 어려운 이론을 알지 못한 채, 플로차트 식으로 처방하더라도 대부분의 환자들은 증상이 좋아지며 낫기 때문입니다. 서양의학 이외의 보험적용 치료로써 한약을 사용할 수 있습니다. 근거가 없다는 이유로 한약을 부정하는 선생님들의 숫자는 최근 수년간 격감하고 있습니다.

그 이유는 사용해 보니 효과가 있다는 것을 느끼고 있기 때문입니다. 모처럼 보험진료로 인정받고 있는 한약입니다. 한방이 싫더라도 한방에 전혀 흥미가 없더라도 꼭 이 책을 한 번은 읽고 사용해 봐주세요.

제가 필사적으로 한방을 공부할 때 즈음, 한방진료의 중요성을 증명하고 싶었습니다. '한방진료를 시행한 군'과 '시행하지 않은 군' 간의 무작위배정 비교시험을 실시하면 한방진료를 시행한 군이 승리할 것으로 기대했습니다. 그런데 이를 위해서는 우선 임상시험 대조군을 만들 필요가 있어서 한방진료를 하지 않고 증상 만을 보고 도출한 처방을 모았었습니다. 그것이 바로 《플로차트 한약치료》의 시작이었습니다. 게다가 스승이신 마츠다 구니오 선생께서는 '오츠카 케이세츠 선생에게 배석하여 어느 정도 있다보니 내가 거의 선생의 처방을 맞출 수 있었다'고 말씀하셨습니다. 그래서 마츠다 선생에게 '그 후 본격적인 한방진료를 하면서 처방이 변경된 것이 어느 정도 인가요?'라고 물어보니 그 즉석에서 '1할'이라고 답해주셨습니다. 그때 '딱히 전문적인 한방진료를 하지 않더라도 9할 정도의 처방이 도출될 수 있다면 양의사로서는 그리고 초심자로서는 그걸로 충분!'하다고 생각했던 것입니다.

마츠다 구니오 선생에게 경의를 표하며 조금 더 써보자면, 마츠다 선생은 상기의 발언을 하신 뒤, '전통적인 방식의 한방진료를 해서 변경된 처방이, 변경 전 처방보다도 좋다는 증거는 없다'고 말씀하셨습니다. 너무도 과학적인(scientific) 말로 지금도 그때의 감흥을 잊을 수 없습니다. 명확한 근거가 부족한 한방이야말로 맹목적으로 믿을 것이 아니라 비판적인 입장에서 처방을 관찰하는 것이 필수라고 생각합니다.

이 책에는 병용처방이 많고, 새로운 작전도 다수 포함되어 있습니다. 지금까지의 플로차트 시리즈를 답습하면서도 진화를 했음을 느낍니다. 중요한 것은 환자가 낫는 것입니다. 그 사실이 거듭 축적되게 되면 이후 처방 선택에 도움이 되는 이론이, 가상병리 개념이, 등장하게 되는 것입니다. 이론이 앞서 나가게 되면 특히 한방의 세계에서는 절대 유익하지 않습니다. 실제 임상이 가장 중요한 것입니다.

플로차트 한약의 세계에 오신 것을 환영합니다!

ㅣㅣ미 마사노리

이 책의 사용법

우선 이 책을 쭉 한 번 읽어주세요. 기존에 간행했던 플로차트와는 결이 다르게 복수의 한약을 병용하는 작전이 다수 등장합니다. 지금까지 한약을 전혀 처방해 본 적이 없더라도 문제가 없습니다. 양약 병용도 문제가 되지 않습니다. 가루를 그대로 복용해도, 따뜻한 물에 녹여 마시더라도 문제는 없습니다. 식전이나 식간 복용이 기본이지만 식후에 복용하더라도 문제는 없습니다. 지금까지 정말 많은 환자분에게 한약을 처방해왔지만, 이러한 점들이 문제가 된 적은 거의 없었습니다.

일본 한방의 투여량은 대략 중국의 1/3~1/10입니다. 그리고 보험적용 한약과 동일한 것과 용량을 조금 감량한 것이 제2류의약품으로써 약국에서도 판매되고 있습니다. 제2류의약품은 지도필요의약품이나 제1류의약품과 달리 약사의 설명 의무가 부여되어 있지 않습니다. 후생노동성이 기본적으로 안전함을 인정한 것이라 생각합니다. 보험적용 한방엑스제를 1포 복용하고 유산이나 조산했다는 보고도 없습니다. 단기 처방으로 사망했다는 보고도 없습니다. 하지만 약효가 있다고 하는 것은 드물게라도 부작용이 있을 수 있다는 것이므로 '뭔가 이상하면 중지'하도록 지도하면 됩니다. 한약은 양약과 음식의 중간 정도의 위치에 해당한다고 생각하며 사용하면 됩니다. 한방의 매력은 서양의학적 치료에 방해가 되지 않는다는 점입니다. 우선 플로차트를 활용해 처방해 봅시다.

한약은 약재 합산의 약입니다. 구성약재를 통해 한약을 이해해보길 희망하는 분들은 《3초 만에 알 수 있는 한방 룰》을 참조해주세요.

차례

현대한방의 기본   니미 마사노리

플로차트 정형외과   Dr. T, 토미자와 히데아키

기본

견·흉부

상지

하지

경·흉추

병동

※ 본 서적에 등장하는 한약 엑스제의 기본 복용량은 1일 3포이며, 일반적으로는 이를 하루 2~3회로 나누어 복용하게 합니다. 다만 본 서적에서는 1일 2포를 2회로 분할하여(1포×2회) 복용하는 것을 기본으로 삼았습니다.

※ 본 서적에 등장하는 "한약"이라는 용어는 일본에서 사용 중인 전통동양의학의 약물치료를 의미하는 것으로 "한방약"으로 번역되어야 마땅하나, 본 서적의 이전 시리즈에서 "한약"으로 번역 출간되었으므로, 번역서 간의 정합성을 유지하기 위해 "한약"으로 표기한 점 양해바랍니다.

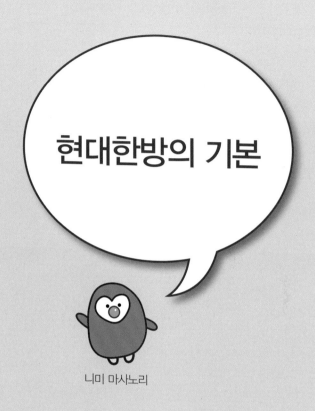

현대한방의 기본

니미 마사노리

이번 정형외과 플로차트에서는 주로 한약을 합방하는 기술을 소개합니다!
그래도 구성약재 수가 실제로는 그렇게 많지 않다는 것이 특징입니다!

서양의학을 전공한 의사를 위한
현대한방(modern kampo)

　복진, 맥진, 설진 등과 같은 한방의 고전적 진찰을 통한 힌트를 사용하지 않더라도, 일단 도움이 된다면 한약을 사용해봅시다.

　의심하기 전에 일단 사용해봅시다. 그런 입장에서 제가 제창한 것이 '현대한방(modern kampo)'입니다. 하지만 한약은 확실히 효과가 있습니다. 곧 드물게 부작용도 발생합니다. 복용하다가 뭔가 이상하면 바로 중지하게 하세요. 그것만 주의를 기울이면 환자에게 사용하는데 전혀 문제될 사항이 없습니다.

서양의학의 보완의료로써의 한방(현대한방)

- ⊙엑스제만을 사용한다
- ⊙서양의학으로 치료되지 않는 것을 주요 타깃으로 삼는다
- ⊙효과가 나지 않을 때는 순차적으로 다음 처방으로 변경해간다
- ⊙현대의학적 시점에서 한약을 이해한다
- ⊙고전을 처음부터 읽을 필요는 없다
- ⊙한방진료(복진이나 설진)는 함께 하는 것이 좋겠지만 필수는 아니다
- ⊙내일부터도 바로 처방할 수 있다

오츠카 케이세츠 선생은 위와 같은 처방방법을 '한방치료'라고 불렀습니다.

《오츠카 케이세츠 저작집》에서

한약의 부작용

복용 중 뭔가 이상함을 느꼈다면 일단 중단해주세요

보험적용 한방엑스제를 1포 복용한 것만으로 사망했다는 사례는 없습니다. 그리고 보험적용 한방엑스제를 복용하고 유산이나 조산했다는 보고도 전무합니다. 한약은 OTC로도 팔리고 있어 의사 처방전 없이도 약사나 등록판매자의 판단하에 투여할 수 있는 약제입니다. 곧 가장 안전한 부류의 약제인 것입니다. 하지만 약효가 있는 이상, 드물게 부작용도 생길 수 있습니다. 그런 부작용은 서서히, 슬슬 생기므로 '뭔가 이상하면 중지해주세요'라는 말을 처방 시 덧붙여두면 전혀 걱정할 필요가 없습니다.

하지만 이해력이 부족한 고령자의 경우 주의가 필요합니다. '뭔가 이상함을 느끼면 중지해주세요'의 의미를 잘 알지 못할 수 있기 때문입니다. 그럴 때는 2주에 한 번은 진찰을 해주세요. 그러면 안전한 처방 활용이 가능합니다.

마황제

나가이 나가요시 박사가 마황에서 에페드린을 발견하여 추출했습니다. 마황을 함유한 한약(마황제)을 막연히 장기투여하게 되면 혈압이 상승할 수 있습니다. 주의해서 사용해주세요. 마황제를 장기투여할 때는 혈압계를 구입하도록 해서 혈압이 올라가거나 하면 재진 또는 전화상담을 받도록 지시해주세요. 그렇게 하는 것을 싫어하는 환자의 경우, 2주에 한 번 진료를 받게끔 하면 됩니다.

이름에 '마(麻)'자가 들어 있는 한약, 마황탕, 마행감석탕, 마행의감탕, 마황부자세신탕에 마황이 함유되어 있는 것은 어렵지 않죠? 문제는 '마'자가 이름에 붙어 있지 않은데 마황을 함유한 한약입니다. 갈근탕, 갈근탕가천궁신이, 소청룡탕, 월비가출탕, 의이인탕, 방풍통성산, 오적산, 신비탕, 오호통 등이 여기 해당합니다. 반면 승마갈근탕의 '마'는 승마, 마자인환의 '마'는 마자인을 의미하여 마황과는 관계가 없습니다.

감초 함유 한약(의료용 한방제제 금기사항)

①알도스테론증 환자
②근병증이 있는 환자
③저칼륨혈증이 있는 환자
　(이 질환 자체 및 증상이 악화될 가능성이 있음)

반하사심탕	소청룡탕
인삼탕	오림산
자감초탕	작약감초탕
감맥대조탕	궁귀교애탕
계지인삼탕	황련탕
배농산급탕	길경탕

(1일 용량 중 감초가 2.5g 이상 함유된 처방)

감초는 글리시리진을 함유하고 있습니다. 장기투여하면 가성알도스테론증이 발생하기도 합니다. 혈압이 상승하며, 혈청칼륨이 감소하고, 하지가 붓게 됩니다. 감초 투약이 하루 2.5g을 넘게 되면 약사로부터 감초용량을 파악하고 처방한 것인지를 확인하는 전화를 받기도 합니다 (역자 주: 일본의 경우, 한약 역시 의약분업에 포함되어 이런 일이 가능함).

하지만 다른 의원에서 작약감초탕을 1일 3회 수년간 처방해도 전혀 문제가 없던 환자도 몇 분 본 적이 있습니다. 작약감초탕은 구성약재가 2종류로 막연히 투약하다보면 내성이 생기고, 또한 가성알도스테론증이 발생할 위험도 있습니다. 한방을 이해하고 처방한다면 일어날 수 없

표-1 감초를 2.5g 이상 함유한 한약

6g	작약감초탕
5g	감맥대조탕
3g	소청룡탕, 인삼탕, 오림산, 자감초탕, 궁귀교애탕, 계지인삼탕, 황련탕, 배농산급탕, 길경탕
2.5g	반하사심탕

는 일이지만, 현실적으로는 유감스럽게도 이런 케이스를 자주 봅니다. 감초함유량이 많은 한약은 표-1에 정리해 두었습니다.

반면 감초는 128개 경구복용 한약 중 94개 처방에 들어 있습니다. 그렇다는 것은 한약 병용 시 감초는 중복 투여될 가능성이 있다는 것이며, 감초 용량이 2.5g을 넘어서는 일이 다수 존재한다는 것을 의미합니다(표-2). 주의를 기울인다면 전혀 문제가 일어나지 않을 테지만, 막연한 장기투여는 피해야만 합니다.

이뇨제를 복용하고 있다면 칼륨이 4 이하로 떨어져 부정맥이 발생할 것을 우려한 의사가 감초 함유 한약 투여를 주저하는 경우도 있습니다. 그럴 때는 감초를 함유하지 않은 한약을 알아두는 것이 중요합니다. 감초를 함유하지 않은 한약으로도 충분히 대응이 가능하기 때문입니다.

전탕약을 사용한다면 '거감초(去甘草)'(감초를 뺌)하면 되겠지만, 구성 약재가 고정되어 있는 한방 엑스제의 경우, 특정 약재만 빼는 것이 불가능합니다. 한약을 투여하고자 하는데 감초는 피하고 싶다면 표-3의 처방 중에서 한약을 선택해 사용해야 합니다. 감초를 함유하지 않은 이들 한약으로도 다양한 증상에 대처가 가능합니다.

표-2 엑스제를 병용할 때 감초 용량에 주의!

처방①(감초 g)	처방②(감초 g)	①+②의 감초용량(g)
작약감초탕(6)	시호계지탕(2)	8
작약감초탕(6)	소경활혈탕(1)	7
소청룡탕(3)	소시호탕(2)	5
영감강미신하인탕(2)	소청룡탕(3)	5
자감초탕(3)	영계출감탕(2)	5
맥문동탕(2)	소시호탕(2)	4
백호가인삼탕(2)	소시호탕(2)	4
마행감석탕(2)	소시호탕(2)	4
영감강미신하인탕(2)	소시호탕(2)	4
갈근탕(2)	계지가출부탕(2)	4
갈근탕(2)	소시호탕가길경석고(2)	4
맥문동탕(2)	시호계지탕(2)`	4
맥문동탕(2)	마행감석탕(2)	4
마행감석탕(2)	마행의감탕(2)	4
월비가출탕(2)	방기황기탕(1.5)	3.5
마황탕(1.5)	월비가출탕(2)	3.5
맥문동탕(2)	보중익기탕(1.5)	3.5
소경활혈탕(1)	당귀사역가오수유생강탕(2)	3
자음강화탕(1.5)	죽여온담탕(1)	2.5
자음강화탕(1.5)	청폐탕(1)	2.5

※약재가 중복될 경우. 엑스제를 사용하면 처방①+②의 합계로, 전탕약의 경우 감초 용량
 이 많은 쪽으로 계산하여 처방 시 참조하면 됩니다.

표-3 감초를 함유하지 않은 처방

마황제	마황부자세신탕
사심탕	황련해독탕, 온청음, 삼황사심탕
시호제	대시호탕, 시호가용골모려탕
삼기제	반하백출천마탕
신허(腎虛)에	팔미지황환, 육미환, 우차신기환
혈허(血虛)에	칠물강하탕, 사물탕
구어혈제	당귀작약산, 계지복령환, 대황목단피탕, 계지복령환가의이인
수독(水毒)에	오령산, 소반하가복령탕, 저령탕
부자제	진무탕
건중탕	대건중탕
설사	마자인환, 대승기탕
기타	반하후박탕, 오수유탕, 목방기탕, 복령음, 신이청폐탕, 저령탕합사물탕, 복령음합반하후박탕, 인진오령산, 삼물황금탕, 인진호탕

소시호탕(의료용 한방제제 금기사항)

①인터페론제제 투여 중인 환자
②간경변, 간암 환자
③만성간염에서 간기능장애로 혈소판 수가 100,000/㎟ 이하인 환자

    이 내용은 보험적용 한방엑스제 중 유일한 금기 항목을 가지고 있는 소시호탕 관련 내용입니다.

    고령자의 경우, 원발성 간암이나 전이성 간암에 이환된 경우가 적지

않을 수 있으므로 주의가 필요합니다.

그런데 이 금기사항은 소시호탕만의 내용입니다. 신기하게도 소시호탕을 함유한 한약인 시호계지탕, 시함탕, 시박탕, 소시호탕가길경석고, 시령탕에는 금기사항으로 기재되어 있지 않습니다.

장간막정맥경화증

최근 주목받고 있는 산치자로 인한 부작용입니다. 산치자를 함유한 한약을 5년 이상 복용할 때는 특히 주의할 필요가 있다고 알려져 있습니다(표-4). 설사, 복통, 변비, 복부팽만, 구역, 구토 등이 반복적으로 나타날 경우나 변잠혈 반응 검사상 양성이 나올 때는 대장내시경검사를 시행하게 합시다. 저는 전혀 신경 쓰지 않고 처방하고 있으나 이런 부작용이 있다는 것은 알아두는 것이 좋겠습니다.

표-4 산치자를 함유한 한약

황련해독탕, 가미소요산, 형개연교탕, 오림산, 온청음, 청상방풍탕, 방풍통성산, 용담사간탕, 시호청간탕, 청폐탕, 신이청폐탕, 인진호탕, 가미귀비탕 등

한방 초급자 선생들께

플로차트 시리즈란?

《플로차트 한약치료》 시리즈 1탄을 처음 선보인 것이 2011년입니다. 당시에는 제대로 한방이론을 공부해서 한방적 진찰방법을 습득한 뒤, 한약을 처방해야 한다는 고전적 스타일의 처방법이 상식이었습니다. 하지만 그런 공부방법으로는 한약을 처방하게 되기까지 수년이 필요하여 눈앞에서 고통을 받고 있는 환자를 지금 바로 치료할 수가 없었습니다. 서양의학적 치료방법이 있다면 그것을 우선시하면 되겠지만, 서양의학적 치료로는 가료할 수 없는 호소가 있었기 때문에 한약을 지금 바로 사용해야만 하는 것이겠죠.

반면, 한약 자체는 고전적인 전탕약에서 엑스과립으로 발전해왔습니다. 한약은 약재 합산의 지식으로 약효가 있는 약재를 조합함으로써 치료 효과를 증강시키고, 부작용을 줄이며, 그리고 새로운 작용을 만들어 냅니다. 긴 세월의 경험을 통해 도출된 약재 합산의 지식 자체가 한약인 것입니다. 전탕약은 경험적으로 정해둔 약재별 하루 용량을 물로 달여낸 것으로 약재는 빼고 성분이 삼출된 액체를 복용합니다. 고전적인 전탕약의 경우, 매일 복용하는데 손이 가며, 귀찮아서 복용을 지속하기가 매우 불편합니다. 현대의 한약은 전탕약을 엑스과립화한 엑스제이므로 수년간 보관도 OK, 휴대도 편리, 매일 달일 필요도 없습니다. 한약이 엑스제로써 편리한 현대풍으로 진화한 것입니다.

그래서는 저는 편하게 한방을 처방할 수 있는 방법을 현대한방 (Modern Kampo)이라 칭하며 계몽을 시작했습니다. 한방이론을 처음부터 공부할 필요는 없으며, 한방진료(복진, 설진 등)가 필수가 아니라는 입장입니다. 눈앞의 환자에게 플로차트 사고방식으로 한약을 처방하자는 작전입니다.

이러한 현대한방적 처방으로 많은 환자를 구한 것이 10년 이상이 지나 많은 의사의 경험을 통해 증명되고 있습니다. 많은 독자의 지지를 받은 결과, 그 후에도 이 시리즈는 영역별로 다수의 서적으로 간행되고 있습니다.

현대한방이 고전적 한방을 부정하는 것은 아닙니다. 플로차트로 낫지 않을 때는 고전적 전탕약으로 한방이론과 한방진료를 구사하여 가료하게 합니다. 그런 치료를 진행할 진짜 한방 숙련자도 필요합니다.

한약은 보험적용하에 사용할 수 있다

서양의학적 치료로 한계가 있을 때, 다양한 대처가 후보로 거론됩니다. 하지만 가장 첫 대안은 한약입니다. 왜냐면 일본에는 148종의 한약에 보험이 적용되고 있기 때문입니다. 그렇기 때문에 경제독성(역자 주: 환자에게 경제적 부담이 갈 수 있음을 의미)을 고려할 필요가 없습니다. 현재 서양의학적 치료 외에 보험적용이 되고 있는 것은 한약뿐이므로 한약이 우선적으로 선택지가 되는 것입니다. 따라서 한방이 직감적으로 싫더라도 양약의 한계를 느낀다면 한약 사용을 고려해야만 하는 것입니다. 한약은 부작용이 적고, 중대한 부작용도 적습니다. 그래서 한약은 OTC로 약국에서도 판매되는 것입니다. 물론 한약에도 부작용은 있으므로 어느 정도 주의는 필요합니다.

보험적용 시 주의점

한약은 보험적용이 되고 있지만 지역과 처방 시설 규모에 따라 복수의 한방처방에 대해 삭감이 이뤄질 수 있습니다. 일반적인 클리닉에서 처방할 때는 한약 병용에 주의를 기울일 필요가 있습니다. 보험적용을 받게 하려면 의무적으로 보험적용 진단명을 제대로 기재해주세요. 주증상 이외의 부증상으로 넣더라도 문제없습니다.

계지복령환의 효능, 효과에는 '체격이 튼실하며 대개 붉은 얼굴이고, 복부는 대체적으로 충실, 하복부에 저항감이 있는 다음 증상: 자궁 및 그 부속기 염증, 자궁내막염, 월경불순, 월경곤란, 대하, 갱년기장애(두통, 어지럼, 상열, 어깨결림 등), 냉증, 복막염, 타박상, 치질, 고환염' 이 적혀있습니다. 여기서 ':'을 보험적용상 OR로 읽을 수 있으므로 병명에 상기 내용 중 무엇이라도 포함된다면 OK인 것입니다.

그리고 '보통, 성인 1일 7.5g을 2~3회로 나누어 식전 또는 식간에 경구투여한다. 연령 체중, 증상에 따라 적절히 가감한다'고 되어 있습니다. 보통 2.5g이 1포이므로 3포가 하루 분량인 것입니다.

이 책에서는 기본적으로 2포를 하루 용량으로 합니다. 2/3 용량이더라도 한약은 꽤 효과를 냅니다. 이렇게 함으로써 한약 병용에 따른 삭감 우려를 피할 수 있도록 해두었습니다.

한약을 하루 3포보다 많이 처방할 때는 주의가 필요합니다. 첨부 문서에는 '연령, 체중, 증상에 따라 적절히 가감한다'고 되어 있지만, 증량은 삭감 가능성이 있습니다. 그럴 때 저는 '1일 3포로 처방하지만, 이 약은 하루 6포 드셔도 괜찮습니다'라고 따로 구두 지도를 합니다.

그리고 첨부 문서에는 '식전 또는 식간에 경구투여한다'고 기재되어 있어서 처방전에 '식후'로 기재하면 약국에서 확인차 연락이 오기도 합니다. 저는 모두 '식전'으로 기재하고 환자에게 '한약은 식전이나 식간 복용이 원칙이긴 한데, 언제 복용해도 괜찮습니다'라고 이야기해둡니다. 식전이 가장 좋은 이유는 식사와 함께 복용하면 식사 중에 약재로 사용되는 것이 포함되어 있는 경우도 있기 때문에 한약 약재의 밸런스와 분량이 변할 가능성이 있기 때문입니다.

한약은 약재합산의 지식

한약은 약재합산의 지식입니다. 머나먼 옛날부터 고통스러운 증상에 대해 우리 주변에 있는 약재의 효능을 기대하며 다양한 시도를 했던 것입니다. 대부분의 약재는 식물이며, 광물이나 동물 성분도 있습니다. 동물 성분 중 하나가 궁귀교애탕에 함유된 아교(젤라틴)입니다. 용골은 대동물의 화석화된 뼈, 모려는 굴의 껍질입니다. 약재를 추가함으로써 효과를 증강하고, 부작용을 줄이며, 새로운 작용을 만들어 갑니다. 반면, 양약은 약재뺄셈의 지식입니다. 1804년 아편에서 주성분을 분리하여 모르핀으로 명명했습니다. 이것이 세계 최초의 식물성 알칼로이드입니다. 화학의 진보로 뺄셈이 가능해지기 전에는 합산하는 방법밖에 없었고, 그래서 어떻게든 합산을 했던 것입니다.

일본에서 한약이라 불리려면 '일반용 한방제제 제조판매승인기준'에 수록된 294처방에 포함되던지, 148처방 보험적용 한약으로 등록이 되어야 합니다. 그리고 의료용으로만 등록되어 있는 것이 갈근가출부탕, 길경석고, 대승기탕, 장옹탕 이 4가지입니다. 중의학에서 감기약으로 유명한 은교산을 일본에서는 생약제제로는 다루지만, 한약으로는 허가되어 있지 않습니다.

한약이 약재합산의 지식이라는 점의 의미

저는 한약이 약재합산의 지식이라는 점을 증명한 영문논문을 출판했습니다(Transplantation 2008). 마우스의 심장이식모델을 이용한 실험이었습니다. 흑색 마우스의 심장을 다색 마우스에 이식하면, 통상 7일째에 거부반응이 일어납니다. 하지만 시령탕을 투여하면 면역제어 세포가 유도되어 거부반응이 억제되었습니다. 시령탕은 12가지 약재로 구성되어 있습니다. 그 약재들을 단독투여해서는 전부 무효였습니다. 그리고 어느 한 가지 약재를 빼도 무효였습니다. 12가지 약재 전체가 필요하다는 결과였습니다. 반면 인진오령산은 인진호 1가지가 중요했습니다.

또한 시령탕은 오령산과 소시호탕을 단순히 합친 것입니다. 그러나 마우스 심장이식 실험에서 오령산과 소시호탕을 함께 투여하더라도 시령탕과 동일한 효과가 나오지 않았습니다. 곧 함께 달이는 과정이 중요한 것입니다. 실제로 쯔무라공장에서는 12가지 약재를 한 번에 달입니다. 이 책에는 한약 병용이 다수 등장합니다. 그 병용의 경우, 실제 임상에서 좋은 결과를 만들어 내고 있기 때문에 문제가 되지 않습니다.

그리고 당귀작약산 냄새를 맡게 한 마우스는 면역제어세포를 유도하여, 거부기간이 연장되었습니다. 하지만 복용 시에는 가장 유효했던 시령탕의 냄새는 전혀 효과가 없었습니다. 대뇌 후각중추를 통한 자극이 말초 면역계에 영향을 준다는 결론이었습니다.

이제 음향자극에도 주목해보겠습니다. 오페라 '춘희'를 끊임없이 듣게 하면 면역제어세포가 유도되어 거부가 억제되었습니다. 이 결과를 영문잡지(J Cardiothoracic Surg 2012)에 투고했고 이그노벨상을 수상하였습니다.

근거(evidence)와 경험지

보험적용 한약과 OTC 한약은 제조회사가 동일하다면 성분도 같습니다. 동일한 제조라인에서 제조되나 용량과 용기가 다를 뿐입니다. 회사가 다르면 효과가 달라질 수는 있습니다. 약재의 생산지, 생산연도가 다르면 생약의 효능이 다를 가능성이 있기 때문입니다.

일본 한방은 에도시대에 중국의 한방(중의학)에서 독자적으로 분화했다고들 합니다. 보험적용 한약은 148종류로 그것을 구성하는 약재는 약 100개입니다. 중국에서는 중의학을 담당하는 의사를 중의사라부르며, 서양의와는 다른 별도의 자격으로 5년간 공부한 뒤 자격을 취득하게 합니다. 기본이 되는 약재 수 그리고 중약(중국의 한약) 수는 총 수백 개에 이릅니다. 투여량도 중약은 동일한 이름의 일본 한약에 비해 수배~10배에 이르는 경우가 많습니다.

보험적용 한약은 양약과는 다르게 1,000례를 넘어선 대규모 임상시험 진행 대신 역사적인 유익성이라는 사실을 토대로 보험적용이 되고 있습니다. 그렇기 때문에 근거 수준이 높다고는 할 수 없습니다. 그렇기 때문에 더욱 치료자로서 실제로 사용해 보고 그 유용성을 체감할 필요가 있습니다. 모처럼 국가가 보험적용을 인정해주고 있는 한약을 꼭 여러분 모두 진료에 추가하여 진료의 폭을 넓혀 보시기 바랍니다.

정형외과 한약

한방의학 관련 용어를 최대한 사용하지 않는 플로차트이지만, 허증과 실증은 알아두어야 한방월드에 들어왔다 할 수 있습니다. 실증은 원기 가득하며, 근육량이 많아 힘이 좋고, 식욕이 왕성합니다. 허증은 그 반대로 원기가 없고 근육에 힘이 없으며, 소화 기능이 불량합니다. 또한 어떤 일이든 견뎌내는 것이 실증입니다.

더위나 추위 모두 괜찮습니다. 장시간 서 있어도, 계속 자도 OK. 변비라도, 설사를 하더라도 문제없음, 빠르게 식사해도 천천히 식사해도 OK. 수면시간이 짧아도 길어도 큰 문제없음. 스트레스에도 저항할 수 있고, 사소한 인간 관계상 문제도 부드럽게 해결합니다. 끙끙대지 않고 어떤 일이든 낙관적으로 대처 가능합니다. 사소한 불편감에는 신경 쓰지 않습니다. 피로도 길게 이어지지 않습니다. 허증은 그 반대입니다. 허증인 사람이 마황을 함유한 한약을 복용하면, 심장이 두근거리거나 식욕이 떨어집니다.

한방 진통제로써 효과를 발휘하는 약재는 마황과 부자입니다. 마황을 함유한 한약 중 하나가 갈근탕으로 마황, 갈근, 작약, 감초, 계피, 대조, 생강 7가지 약재로 구성되어 있습니다. 갈근탕을 처방하고 싶은데, 마황을 복용할 수 없을 것 같은 환자에게는 갈근탕에서 마황을 뺀 계지가갈근탕을 이 책에서는 자주 추천합니다. 또한 월비가출탕은 마황의 하루 용량이 6g인 처방으로 마황 함유량이 보험적용 한방엑스제 중 가장 많습니다. 그렇기 때문에 마황 탓에 월비가출탕을 복용할 수 없을 것 같은 환자에게는 마황이 함유되어 있지 않은 방기황기탕 등으로 대처합니다. 허증인 사람이 갈근탕이나 월비가출탕을 복용해도 중대한 일은 일어나지 않습니다. 두근거리거나 하는 정도가 있을 수 있다고 이해해 두는 것이 중요합니다.

정형외과에서 한약을 병용할 때는

이 책에서는 정석 세트로써 다수의 한약을 병용하는 방식을 여러 번 소개하게 될 것입니다. 정석 세트란 이른바 '합방', 곧 한약과 한약을 함께 처방하는 것입니다. 전탕약을 합방할 때는 겹치는 약재의 경우, 분량이 많은 쪽을 채택하여 합칩니다. 하지만 엑스제 병용 시에는 그냥 그대로 동일한 약재 용량이 합쳐져 버리게 됩니다. 그리고 한 처방에 약재를 추가할 때는 '가(加)'라고 표현합니다. 계지복령환가의이인은 계지복령환이라는 한약에 의이인이라는 약재를 추가했다는 의미입니다.

정석 세트를 만들 때 기본은 정형외과 한약 조견표(뒤에 제시)와 같이 약재를 15가지 그룹으로 분류하고 그 그룹 중에서 다른 그룹의 처방을 골라 합방하는 것입니다.

15분류 중 같은 그룹에 해당하는 처방을 병용하는 일은 드물지만, 엑스제로는 어쩔 수 없어 같은 그룹에서 처방을 골라 합방한 경우도 있기는 합니다. 예를 들어, 근육을 이완시키는 약재인 갈근을 사용하고 싶을 때는 갈근탕, 갈근탕가천궁신이, 승마갈근탕 중에서 고르게 됩니다. 그러면 계지복령환+마행의감탕+갈근탕은 구어혈제+마황제+갈근을 함유한 한약이 되는데, 이 경우 마황제가 중복 처방되게 됩니다.

약재를 15분류 그룹으로 나누어 기억하면 병용의 의미를 보다 쉽게 파악할 수 있습니다. 보다 상세한 사항을 알고 싶으신 분들은 《3초 만에 알 수 있는 한방 룰》을 꼭 참조해주세요.

정형외과 전용 3제 병용례

외상 급성기, 주술기 (약재 합계 수: 18)	계지복령환가의이인+월비가출탕 +시령탕
외상 후유증 (골절 후 부정유합) (약재 합계 수: 24)	치타박일방+소경활혈탕+억간산
상지신경통–급성기 (약재 합계 수: 18)	계지복령환가의이인+갈근탕 +시령탕
상지신경통–만성기 (약재 합계 수: 25)	갈근탕+가미소요산+소경활혈탕
하지신경통–급성기 (약재 합계 수: 19)	계지복령환가의이인+마행의감탕 +시령탕
하지신경통–만성기, 만성요통 (약재 합계 수: 25)	팔미지황환+소경활혈탕+의이인탕

　위 표로 보험적용 한방엑스제를 3제 병용하는 경우를 정리해보았습니다. 조견표상에서 동일 그룹에 속하는 약이 있다면 대용 가능한 것도 있습니다. 구성약재 수가 가장 많은 한방엑스제는 방풍통성산으로 18가지입니다. 이렇게 3제 병용을 할 때는 약재가 겹치는 경우도 많고, 최대 약재 수는 25개입니다. 대략적으로 약재 수가 적으면 효과가 빠르나 내성이 잘 생기고, 약재 수가 많으면 체질개선용 처방으로 생각할 수 있습니다. 대략적이라고 한 이유는 정확히는 중요한 역할을 담당하는 약재의 수 중요한 것이기 때문입니다. 약재 수가 많다고 해도 그다지 약효가 없는 약재도 함께 함유되어 있을 가능성이 있습니다.

정형외과 빈용 15처방

계지복령환가의이인	골 이외 부위의 혈행불량 (계지복령환으로 대용 가능)
치타박일방	골 주위의 혈행불량
작약감초탕	경련에 의한 근육통
마행의감탕	일반적인 근육통 (만성화되면 의이인탕으로 변경)
갈근탕	근육이 당기는 느낌의 통증
월비가출탕	최강의 항염증 작용
방기황기탕	아급성기 이후의 관절수종
계지가출부탕	냉증과 구축을 동반한 관절통
오령산	신경부종, 저림
시령탕	신경병증성 통증
가미소요산	만성 신경병증성 통증
당귀사역가오수유생강탕	이전부터 있던 냉증
소경활혈탕	생활습관병이 있는 사람의 혈행불량
팔미지황환	노화에 동반된 기능 저하 (우차신기환으로 대용 가능)
보중익기탕	식욕부진에 의한 기능 저하 (인삼양영탕으로 대용 가능)

차세대 한방에 대한 기대

Dr. T가 구축한 한방 세계관에 감격하며

Dr. T는 스스로 '한방을 그렇게 깊이 공부하지는 않았다'고 이야기합니다. 겸손도 있겠으나 사실입니다. 하지만 그의 진료에 한약은 필수불가결한 존재이며, 많은 환자를 한약으로 치료하는 것도 확실합니다.

저는 마츠다 구니오 선생에게서 수파리(守破離)를 쫓았고, 조금씩 조금씩 한방의 길을 걸어왔습니다. 그렇게 다다른 결론은 마츠다 구니오 선생을 정상에 비유하자면 7부 능선 정도까지는 누구라도 간단히 다다를 수 있다는 것이었습니다. 그 결론은 서양의학적 치료만 해서는 고통스러워하는 환자에게 착실히 한약을 처방해 가면서 환자를 통해 배운 것이었습니다. 따라서 가볍게 한약을 처방할 수 있는 방법이 필요하다고 생각했고, 플로차트 시리즈를 출판하게 되었습니다. 하지만 그는 서양의학적인 관점에서 일단 정형외과에 몰두했고, 그런 자신의 과거에 사로잡히지 않은 채 한약을 추가해서 사용하였습니다. 옛날 한방 이론에 얽매일 일도 없었고, 한방 관련 스승도 존재하지 않으며 독자적인 자신만의 세계관을 구축해냈습니다.

그런 한방을 서양의학적 사고를 통해 유추해낸 Dr. T의 세계관을 살펴보고 놀란 것은 마츠다 구니오 선생이 도출해내었던 처방과 매우 근사한 결과를 낸다는 점이었습니다. 과거의 방식에 몰두하지 않더라도 지금의 한약(보험적용 한방엑스제)으로 서양의학적 사고를 추가한 가상병리 개념으로 적절한 처방을 선택할 수 있었던 것입니다.

저는 새로운 세계로 생각했습니다. 다양한 영역에서 Dr. T의 세계관과 유사한 새로운 한약 사용방법을 만들어 내길 기원합니다.

Dr. T가 구축한 한방 세계관을 활용할 때 유의할 점

현대한방(Modern Kampo) 시리즈에서는 지금까지 한약을 병용하기 보다도 단독으로 사용할 것을 권해왔습니다. 하지만, 복수의 한방적 병태가 겹쳐지면 병용은 필요해집니다. 예를 들어 정형외과에서 '어혈+수독+각각의 병태'가 존재하는 상황입니다. 약재 수가 많을 경우 체질개선적으로 효과를 냅니다. 반면 작약감초탕처럼 약재 수가 적을 때는 속효성이 있으나 내성이 생길 우려가 있습니다. 병용 시에는 전체 약재 수에 주의를 기울여 주세요. 또한 이 책에서는 복수처방을 동시에 사용할 때 각각의 한약은 2/3로 복용하는 것을 기본으로 하고 있습니다. 보험적용에서 허용되는 양과 병명은 지역마다 차이가 있으니 주의하세요.

두 번째 유의할 점

이 책에 '혈행장애' '혈행불량'이라 기재되어 있을 때는 현미경 수준에서 측정기기로 실제 측정할 수 있는 서양의학적 혈류장애가 아니라 그런 이미지의 병태라는 의미입니다. 또한 이는 한방용어 어혈과 유사합니다.

'~상(傷)'은 출혈은 없는 것이고 '창(創)'은 출혈이 있는 상처입니다. 따라서 이 책에서는 상과 창을 합쳐 '상처'라고 부릅니다.

지금까지와는 정합성이 맞지 않는 부분도 있습니다. 하지만 그것도 또 괜찮습니다. 다양하게 변했다고 해도 좋습니다. 그것이 한약의 매력 중 하나입니다.

치타박일방은 구어혈제인가?

약재 구성으로 한약의 성질을 순식간에 이해하는 방법을《3초 만에 알 수 있는 한방 룰》(신쿄이가쿠출판사)로 출판했습니다. 한방용어인 '어혈'은 '오랜 피의 응축'이라고 어떻게든 지금 말로 바꿔 부를 수 있습니다. 그 어혈을 치료하는 약 중에 구어혈제가 있습니다.《3초 만에 알 수 있는 한방 룰》에서는 도인, 목단피, 홍화, 대황, 당귀 중 2가지 이상을 함유하고 있다면 자동적으로 구어혈제로 판단합니다. 여기에 천골(川骨)을 넣을 것인가가 고민인데, 천골을 보험적용 한약 중 치타박일방에 밖에 들어 있지 않기 때문에 천골은 생략했습니다. 이번《플로차트 정형외과 한약》에서는 치타박일방이 메인 처방이 되므로 구어혈제의 정의에 도인, 목단피, 홍화, 대황, 당귀와 함께 천골을 넣어 그 중 2개 이상을 함유한 것으로 변경했습니다.

또한 당귀에는 강력한 구어혈 작용이 있으므로 당귀 1개를 함유했다면 온성 구어혈제로 봐도 OK입니다. 다만 혈허의 기본처방인 사물탕(지황, 당귀, 작약, 천궁)과 중복을 피한다는 의미에서 당귀를 함유하면서 지황을 함유하지 않은 것을 온성 구어혈제로 보는 것이 정합성에 맞겠습니다.

약재를 통해 한약을 이해하는 습관이 몸에 익으면 한약 그룹핑이 가능해지고, 수중에 해당 처방이 없을 때 대용할 것을 찾을 수 있게 됩니다. 다만 치타박일방에서 천골이 중요한 약재라면 왜 다른 처방에는 천골이 들어있지 않은 것일지? 사실 저는 신기하게 생각하고 있습니다.

[니미]

정형외과 한방약 조견표

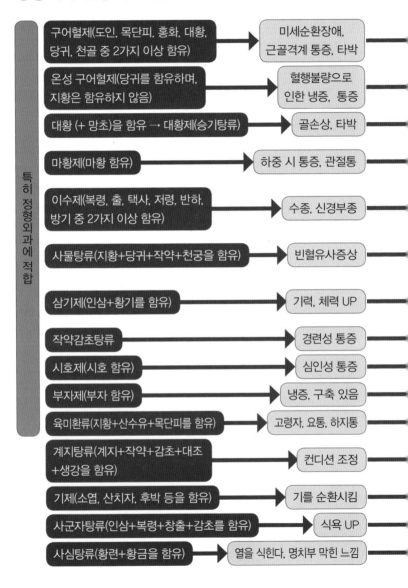

특히 정형외과에 적합

| 구어혈제(도인, 목단피, 홍화, 대황, 당귀, 천골 중 2가지 이상 함유) | → | 미세순환장애, 근골격계 통증, 타박 |

온성 구어혈제(당귀를 함유하며, 지황은 함유하지 않음) → 혈행불량으로 인한 냉증, 통증

대황 (+ 망초)을 함유 → 대황제(승기탕류) → 골손상, 타박

마황제(마황 함유) → 하중 시 통증, 관절통

이수제(복령, 출, 택사, 저령, 반하, 방기 중 2가지 이상 함유) → 수종, 신경부종

사물탕류(지황+당귀+작약+천궁을 함유) → 빈혈유사증상

삼기제(인삼+황기를 함유) → 기력, 체력 UP

작약감초탕류 → 경련성 통증

시호제(시호 함유) → 심인성 통증

부자제(부자 함유) → 냉증, 구축 있음

육미환류(지황+산수유+목단피를 함유) → 고령자, 요통, 하지통

계지탕류(계지+작약+감초+대조 +생강을 함유) → 컨디션 조정

기제(소엽, 산치자, 후박 등을 함유) → 기를 순환시킴

사군자탕류(인삼+복령+창출+감초를 함유) → 식욕 UP

사심탕류(황련+황금을 함유) → 열을 식힌다, 명치부 막힌 느낌

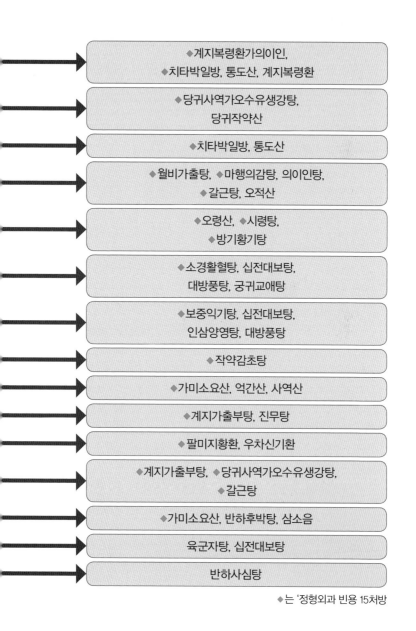

◆계지복령환가의이인,
◆치타박일방, 통도산, 계지복령환

◆당귀사역가오수유생강탕,
당귀작약산

◆치타박일방, 통도산

◆월비가출탕, ◆마행의감탕, 의이인탕,
◆갈근탕, 오적산

◆오령산, ◆시령탕,
◆방기황기탕

◆소경활혈탕, 십전대보탕,
대방풍탕, 궁귀교애탕

◆보중익기탕, 십전대보탕,
인삼양영탕, 대방풍탕

◆작약감초탕

◆가미소요산, 억간산, 사역산

◆계지가출부탕, 진무탕

◆팔미지황환, 우차신기환

◆계지가출부탕, ◆당귀사역가오수유생강탕,
◆갈근탕

◆가미소요산, 반하후박탕, 삼소음

육군자탕, 십전대보탕

반하사심탕

◆는 '정형외과 빈용 15처방

41

　제가 한방에 쏙 빠져버린 것은 의과대학 졸업 3, 4년 차 때입니다. 부임했던 병원에서는 모든 의사가 한약을 사용하고 있었기 때문에 저도 첫날부터 사용을 권유받았습니다. 당시 제가 처음 사용해 본 한약이 치타박일방입니다. 그 외에 계지복령환, 오령산, 시령탕 등, 급성기 처방을 많이 썼던 것 같습니다. 처방해 본 느낌은 '듣는 사람한테는 듣는다'였습니다. 하지만 실감한 유효율은 10~20% 정도로 어떤 사람에게 왜 듣는지, 포인트를 모른 채 점점 초조함이 심해져 갔습니다.

　그때부터 적극적으로 세미나에 참가했습니다. 저는 초감각적인 인간인 관계로 한방이론보다는 세미나에서 강사분의 처방 결정 이유를 듣는 편이 이해에 도움이 되었습니다. 그중에서 가장 인상 깊었던 것은 경추염좌 후 장기간 이어진 통증, 추간관절통을 의심할 때 치타박일방을 추가하라는 강연이었습니다. 제가 보통 외상에 처방하더라도 효과를 실감하지 못했는데 '왜 경추추간관절?' 그 이유에 공통된 뭔가 힌트가 있을 것이 분명하다고 생각하며 시간이 흘렀는데 수개월 후 어느 날, 쯔무라 수첩을 보고 깨달음을 얻었습니다. 치타박일방의 보험병명이 '타박에 의한 종창 및 통증'이었던 것입니다. 문장 그대로 해석하면 치타박일방의 적응증은 '타박으로 인한 통증'입니다. 타박에 대해 약을 복용하고 싶을 정도의 통증이라면… 아 그렇구나, 골좌상이나 골절에도. 그렇다면 이전 강의에서 나온 추간관절통은, 중증 염좌는 골좌상을 동반하기 때문에…, 역시 골통이었던 것!이라고 생각했습니다.

　그 후 치타박일방은 뼈에 데미지를 입은 병태에 한정하여 처방했는데, 그 결과 유효율이 매우 상승했습니다. 의문을 모두 풀지 못했던 것이 한방에 빠지게 된 계기가 되었던 것입니다.

[Dr. T]

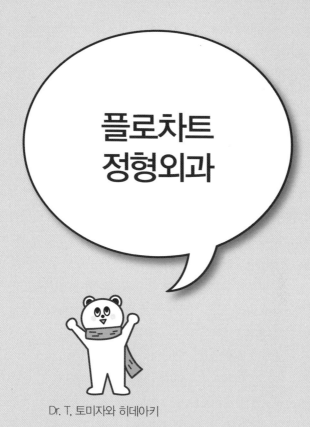

플로차트
정형외과

Dr. T. 토미자와 히데아키

계지복령환가의이인이 없으면 계지복령환도 OK!
기본처방에 형광펜을 쫙 그어두다 보면, 병용의 포인트를 알 수 있게 됩니다.

근골격계 질환을 다루는 모든 분들께

저는 시중 일반병원에 근무하는 보통 정형외과 의사입니다. 수술은 연간 200건 정도 합니다. 일반적인 외상 외에도 단골 환자분들의 인공관절수술을 하고 있습니다. 외래에서는 골다공증 치료를 적극적으로 하면서, 흔히 볼 수 있는 통증과 상처 치료도 하고 있습니다.

조금 특이한 점이라면 외래는 물론이고, 입원, 수술, 재활, 응급외래 등, 원내의 모든 진료현장에서 한약을 적극적으로 처방하고 있는 것입니다.

사실 한약의 보험적용 질환명만으로 판단해보면, 근골격계 분야에 사용할만한 한약의 종류는 그 숫자가 한정적이며, 각각을 하나씩만 처방해서는 눈에 띌만한 효과를 얻을 수도 없습니다. 그래서 생각하게 된 것이 혈류개선 효과를 지닌 한약을 활용하는 것입니다. 원래 근골격계 질환은 혈류만 잡으면 됩니다. 수술도 그러한데, 혈액순환이 얼마나 잘되는지에 따라 치료 결과가 크게 바뀝니다. 실제로 처방해 보면 진통 효과에 혈류를 개선한다는 느낌을 추가한다는 생각으로 한약을 처방하면 보다 효과적입니다.

처방을 잘하는 비결은 몸 어디에, 어떤 통증이 생겨나고, 어떤 혈류 상태를 보이는지를 이미지화한 다음에 처방을 조합해가는 것입니다. 오랜 시간 시행착오를 겪어가며 처방하다 보면, 가장 좋은 조합을 알 수 있게 될 것입니다.

정형외과 일반진료에 바로 사용할 수 있도록 간단한 해설과 함께 플로차트로 추천 순서를 제안해 놓았으므로 꼭 참고해주시길 바랍니다.

정형외과 의사가 수술 후 가장 바라는 것. 1위는 '감염발생 방지'. 특히 당뇨병, 투석, 스테로이드 복용 등, 위험도가 높은 분들이 있습니다. 사전에 거듭 설명은 하지만, 실제로 감염이 발생하게 되면 회복이 꽤나 힘듭니다. 감염 예방책으로써 적절히 수술을 진행하고, 출혈 발생을 억제하며, 최단 시간에 수술을 마무리하여, 혈종을 만들지 않고, 정성껏 봉합하는 것 등의 외과수기도 중요합니다. 하지만 현실을 그것만으로 충분치 않습니다. 수술 중에 '왜 이 환자분은 이렇게 질금질금 출혈이 많은 걸까?'라든가 '뭔가 너무 피부가 약하다'라든가 하며 스스로의 테크닉에 대해 푸념을 늘어놓곤 합니다. 수술 후에는 '제발 혈종은 빨리 사라져라!'라든가 '혈행이 좋아지면 좋겠다'라며 신에게 빌기도 합니다. 외래에서도 똑같습니다. '당뇨병이 있어서 큰일이네!' '너무 살이 쪘네!'라며 마음속으로는 환자 탓으로 돌리기도 합니다.

정형외과 수술에서 가장 우려되는 대부분의 합병증이 혈류악화에서 기인한 것으로 정상적인 치유과정 밖에 있는 것입니다. 하지만 그에 대응할 수 있는 양약은 없습니다. 양약은 뭔가를 멈추게 하거나 촉진하거나 하는 것처럼 온오프 교대 정도만 할 수 있습니다. 혈류를 좋게 하려다 보면 역으로 출혈 경향이 생기고, 염증을 멈추려다 보면 치유반응도 동시에 멈춰버리고 맙니다.

자연적인 치유반응(혈전용해작용이 있으면서 출혈은 일으키지 않음. 붓기를 빼면서도 치유과정에는 악영향을 끼치지 않음. 창상부의 혈류를 늘리지만, 출혈 경향은 늘지 않음)을 촉진하는, 바로 그 꿈을 이뤄주는 약이 바로 한약입니다. 비록 근거는 부족히더라노 사용하다 보면 이 점을 실감하게 깃입니다!

[Dr. T]

근육, 관절 기본처방

계 지 복 령 환 가 의 이 인

<h2 style="text-align:center">桂枝茯苓丸加薏苡仁</h2>
(1포 × 2회)

미세혈류 개선약 이미지의 한약. 울혈을 해소하며, 정맥환류를 정상화하고, 혈종과 혈전을 녹이는 느낌의 처방입니다. 다른 한약과 세트로 사용하면 보다 효과를 증강시킬 수도 있습니다.

🔪 정형외과 진료에 필수인 계지복령환가의이인!

고혈당과 대사증후군으로 혈액이 질척질척하며 혈류가 좋지 않은 환자분이 많습니다. '정맥혈이 질척거리며 막힌 병태'를 어떻게 해결할 수 있을까요? 외상이나 수술 후 혈종, 감염 울혈, 정맥혈전, 만성 관절염, 근육통, 하지저림, 신경병증성 통증까지 잘 해결이 안 된다면 계지복령환가의이인! 정형외과 진료에서 필수 한약입니다. 계지복령환가의이인이 없다면 계지복령환을 써도 OK입니다.

골손상 기본처방

기 본

외 상

후유증

염 증

견 흉부

상 지

하 지

견 흉부

요 천추

스포츠

손 상

주술기

고령자

병동

치 타 박 일 방
治打撲一方
(1포 × 2회)

골, 골막의 손상에 의한 혈종을 흡수시키는 느낌의 처방으로, 골절 이후 가골이 나오기 시작할 때까지인 수상 후 2~3주간 처방합니다.

🗡 전국시대 한약이 지금도 활약!

치타박일방은 전국시대에 나온 한약이며, 보험병명은 '타박에 의한 붓기와 통증'입니다. 뼈에 효과를 낼 수 있다고 생각하며 처방합니다. 급성 골좌상, 골절, 골수염부터 아급성~만성 골절 후 부정유합, 골괴사, 변형성 관절증의 골좌상, 건부착부염, 골단증까지, 폭넓은 시기에 사용할 수 있습니다. 현대 정형외과에서 충분히 활용해 볼만한 한약입니다. 대황을 함유하고 있으므로 복용 시 설사를 하면, 바로 복용을 중단시켜야 합니다.

경련성 근육통

^{작 약 감 초 탕}
芍藥甘草湯
(1포 1회, 증상 있을 때 복용, 1일 1회까지)

굳이 설명이 필요 없는 장딴지경련 한약. 장기간 루틴하게 복용해서는 안 됩니다! 증상이 있을 때 복용하도록 처방해주세요. 냉증이 있으면서 다리에 경련이 있을 때는 부자(1회 0.5g)를 추가해봅시다. 재활 후 돌발적으로 발생하는 근육통에도 잘 듣습니다.

🐦 정형외과 분야에서 사용빈도 1위인 한약!

작약감초탕은 작약과 감초 2종류의 약재로 구성됩니다. 작약은 혈관 이완작용, 감초는 수분을 유지시키는 느낌으로 사용하는데, 글리시리진을 함유하고 있기 때문에 장기간 사용하면 가성 알도스테론증이 발생하기도 합니다. 하루분에 감초가 6g씩 함유되어 있으므로(한약 중 최대용량), 막연한 장기투여는 내성을 일으킬 수도 있으니 주의가 필요합니다.

근육이 당기는 느낌의 통증

<ruby>葛根湯<rt>갈근탕</rt></ruby>
(1포×2회)

어깨결림의 제1선택약. 당기는 느낌의 통증에 효과적으로 낙침(잠을 잘못 자 생긴 통증), 견관절주위염, 경추증으로 인한 목~상지에 걸친 방산통에도 추천합니다. 냉증이 있으면 부자를 추가(0.5g×2회)합니다.

🪶 어깨가 당기는 느낌의 통증에

　어깨와 그 주위의 근육 온 항상 상시의 무게를 들어 올리고 있어서 일단 근육이 감소하게 되면, 만성적인 견인통을 '어깨결림'으로 느끼게 되고는 합니다. 경견완증후군에 의한 저림, 통증, 낙침, 견관절주위염, 경추염좌 후 근육통, 경추추간판탈출증에 의한 신경통까지 당기는 듯한 통증이 나타나는 병태에 폭넓게 응용할 수 있습니다.

급성기 최강의 진통제

월 비 가 출 탕

越婢加朮湯

(1포×2회)

격심한 통증, 붓기, 열감이 모두 있는 초급성기에 딱 좋은데, 수일간만 투여해도 효과가 납니다. 피부, 골막의 선에서 분비 과잉을 억제하는 느낌의 처방입니다. 위장이 약한 사람일 경우, 이 처방 대신 마황이 함유되어 있지 않은 방기황기탕을 사용합니다.

🕊 관절염 제1선택약

피부와 관절 내 염증성 통증에 제1선택약은 월비가출탕입니다. 일본에서 보험적용이 되는 한방 엑스제 중 마황이 가장 많이 함유되어 있어 진통작용도 가장 우수합니다. 염증 시의 피부수포나 관절액 같은 수(水)를 창출이 배출하며, 석고가 염증의 열감을 식히는 역할을 합니다. 염증 부위의 유동성을 높여 염증을 진정시키는 느낌입니다.

근육 진통제

기본
외상
후유증
염증
견·흉부
상지
하지
경·흉추
요·천추
스포츠손상
주술기
고령자
병동

麻杏薏甘湯
(1포×2회)

순수한 진통제 처방. 움직이면 아프다고 하는 호소에. 성인에게는 계지복령환가의이인(1포×2회)과 함께 근육통에 사용할 수 있는 정규세트입니다. 외상 후 급성기에 해당하는 2~3주간 처방합니다.

🐦 근육통 세트, 마행의감탕+계지복령환가의이인

마행의감탕은 관절통, 신경통, 근육통이 보험적용병명입니다. 마황이 근막의 통증을 잡고, 의이인이 근육의 부종을 경감시킵니다. 급성기에 근육이 팽팽하게 부어오르며 발생한 통증에 대응할 수 있습니다. 성인에서는 단독처방만으로는 효과가 약하므로, 울혈과 정맥환류 개선 효과를 지닌 계지복령환가의이인과 세트로 사용할 것을 추천합니다.

만성기 진통제

계 지 가 출 부 탕
桂枝加朮附湯
(1포 × 2회)

냉증이 있으면서 뻣뻣함이 심해 움직일 수 없는 만성기 관절염에 응용할 수 있습니다. 위장이 약하여 NSAIDs를 복용할 수 없는 분들도 복용할 수 있으며 부작용이 거의 없습니다.

🖋 위장이 약한 분들에게는 계지가출부탕

계지가출부탕은 계지탕에 부자와 창출을 추가한 처방입니다. 전형적으로는 NSAIDs를 복용하지 못할 정도로 위가 약하고, 입도 짧으며 마른 체형이며, 구축된 관절이 움직일 수 없게 되어 아플 때 적용할 수 있습니다. 관절수종은 있더라도 경증입니다. 냉증이 동반된 통증은 부자를 단독으로 하루 1~3g까지 추가하는 것도 가능합니다.

신경부종

기본
외상
후유증
염증
건 흉부
상지
하지
경 흉후 요 척후
스포츠
손상
주사기
고령자
병동

오 령 산
五苓散
(1포×2회)

신경 압박에 기인한 저림 증상에 유효합니다. 저기압일 때 증상이 악화될 때도
사용할 수 있습니다.

말초신경부종을 개선하는 느낌

신경 손상 부위에는 부종성 변화가 일어납니다. 오령산은 뇌외과 영역
에서 유명한 처방으로 뇌부종이나 만성경막하혈종을 개선시켜 수술을
받지 않고 회복되는 증례를 늘려준다는 보고가 있습니다. 또한 저기압
시 악화되는 두통의 제1선택약이기도 합니다. 정형외과 영역에서는 말초
신경부종을 개선시킨다는 느낌으로 사용합니다. 특히 포착성 신경병증
에서의 신경부종, 저림 증상에 유효합니다.

신경병증성 통증

柴苓湯
(1포×2회)

급성기 추간판탈출증, 수술 후 또는 외상 후 신경통 등과 같은 말초신경 손상에 따른 염증성 신경통, 신경부종의 처방입니다. 신경병증성 통증은 얼얼하고, 욱신욱신한 느낌이 특징입니다.

🦅 가바펜틴과의 병용도 가능

시령탕은 소시호탕과 오령산을 합친 것입니다. 신경이 물리적으로 장애를 입으면, 염증성 부종과 격렬한 통증이 나타나 한동안 지속됩니다. 신경의 부종성 변화에 대해서는 오령산으로 대응하며, 신경성 통증의 과잉반응에는 소시호탕으로 대응합니다. 외상과 추간판탈출증 등과 같은 급성기 신경병증성 통증에 유용합니다. 가바펜틴과 비슷한 용도입니다.

심인성 통증

기본

외상

후유증

염증

견흉부

상지

하지

경후요척

손상 스포츠

주술기

고령자

병동

加味逍遙散
가 미 소 요 산
(1포 × 2회)

스트레스(초조감 계열)가 있는 중장년 여성에게 처방합니다. 난치성 통증 중 특히 심인성 통증에 유효한 느낌입니다. 사실 남성에게도 자주 처방하고 있습니다.

통증 역치가 저하된 분들에게

임상에서는 종종, 영상이나 이학적 검진 소견상 잘 맞지 않는 지속성 저림, 신경통 유사 증상을 만나게 되는데, 그때 유익한 것이 시호가 함유된 처방입니다. 서양의학적으로는 오피오이드나 듈록세틴 등을 사용하게 되는데, 거기에 추가로 사용(add on)해봅시다. 불안감(신경흥분)이 있는 고령자에게는 억간산(1포×2회)을 처방합니다.

55

냉증이 있는 사람의 혈행불량

당 귀 사 역 가 오 수 유 생 강 탕
當歸四逆加吳茱萸生薑湯
(1포 × 3회)

어릴 때부터 마른 체형, 마치 동상처럼 완고한 냉증을 보이는 사람에게 적합한 진통제. 겨울에 악화되는 통증에 유효하다. 쓴맛 때문에 차나 커피와 함께 복용해도 좋다.

완고한 냉증을 보이는 사람의 진통제

유소년기부터 말초혈행이 좋지 않은 사람을 위한 처방입니다. 혈관이 가늘고 잘 막히며, 냉증에 의해 악화되는 요통이나 머리까지 울리는 듯한 통증이 있다고 호소하는 경우에 사용합니다. 따뜻한 욕탕에 들어가 목욕을 하고 나도 바로 다시 몸이 식어 차가워져 버리는 것이 특징입니다. 냉증에 의한 통증의 제1선택약입니다. 냉증이 심할 때는 부자(0.5g×3회)를 추가해봅시다.

생활습관병이 있는 사람의 혈행불량

기
본

외
상

후
유
증

염
증

건
초
막

상
지

하
지

경
흉
요
척
추

스
포
츠

손
상

주
산
기

고
령
자

병
동

소 경 활 혈 탕
疏經活血湯
(1포×2회)

당뇨병, 심근경색, 뇌경색 등의 혈관협착 기왕력, 폐색성 동맥경화증, 투석 등으로 혈관이 질적이며 막혀버리는 분들을 위한 처방입니다. '따뜻한 욕탕에서 목욕을 하면 몸이 편해진다'라고 한다면 사용해 볼 수 있습니다.

🖋 생활습관병+냉증에 효과

소경활혈탕은 만성기 근골격계 실환에 필수적인 한약입니다. 보험적용 병명으로는 관절통, 신경통, 요통, 근육통이 있는데, 생활습관병 특히 당뇨병으로 인한 동맥협착으로 근골격계의 혈류가 저하되어 조직손상이 회복되지 않고, 만성통증으로 이행해가는 상태를 치료합니다. 사물탕이 통째로 들어있어, 말초혈관을 재건하여 혈액순환이 잘되지 않는 부위의 혈류를 촉진하는 이미지의 처방입니다.

타박

얕은 타박

깊은 타박

　항혈소판제나 항응고제를 복용 중 경미한 타박으로 광범위한 내출혈이 일어난 경우, 스테로이드 장기복용 중이여서 피부가 연약한 사람의 타박, 소아의 가벼운 타박에 성인용 파스를 매일 24시간 부착해 놓았다가 타박흔이 사라지지 않는 경우 등과 같이 치료가 잘되지 않는 타박에 특히 사용하기 좋습니다. NSAIDs 외용제는 염증을 지나치게 억제하여 치유가 지연되기도 합니다.

桂枝茯苓丸加薏苡仁
계 지 복 령 환 가 의 이 인

(1포×2회)

통증이 심하지 않은 연부조직까지의 얕은 타박에 사용합니다. 적용병태가 동일한 계지복령환으로 사용해도 괜찮습니다.

治打撲一方
치 타 박 일 방

(1포×2회)

골좌상. 골주위에까지 영향을 미친 깊은 타박에 수일부터 1∼2주 정도 처방합니다. 구성약재로 대황이 함유되어 있습니다. 복용 중 설사를 하면 복용을 중지하도록 지도합시다.

🔪 치타박일방+계지복령환가의이인 세트 처방

뼈에 영향을 미친 외싱에 지타박일방을 처방하면 NSAIDs만 사용했을 때에 비해 빠르게 편해진다고들 합니다. 다만 반드시 주위 연부조직 손상을 동반한 경우로 연부조직의 내출혈, 종창이 심하면 계지복령환가의이인을 병용하도록 합시다. 예를 들어 손가락이 문에 낀 경우를 들 수 있습니다. 골절과 함께 연부조직도 울혈되다보니 붓기가 올라와 잘 움직일 수 없는 상태에는 이 세트를 처방하는 것이 좋겠습니다.

피하혈종

통 도 산　계 지 복 령 환 가 의 이 인
通導散＋桂枝茯苓丸加薏苡仁
(각1포×2회)

큰 피하혈종. 광범위한 피하혈종에는 통도산이 제1선택약입니다. 대황이 함유되어 있으므로 설사를 한다면 복용을 중단하도록 지도합시다.

🦅 곤장과 통도산

과거 통도산은 곤장을 맞은 후에 처방했었다고 합니다. 격심한 타박으로 피하혈관이 크게 터져 여기저기 피하에 혈종이 발생한 상황입니다. 곤장을 맞고 나면 기분도 가라앉게 됩니다. 전신이 징징 울리며 열이 나게 되고, 변비가 생깁니다. 바로 이 상황이 통도산증의 전형적인 이미지입니다. 통증이 심한 표층 혈종을 보인다면 통도산을 처방합시다. 계지복령환가의이인과 병용해도 OK입니다.

출혈이 잘 생기는 상처

기본
외상
후유증
염증
견흉부
상지
하지
둔흉부
요·천추
손상
추돌기
그림자
병동

궁 귀 교 애 탕　　계 지 복 령 환 가 의 이 인

芎歸膠艾湯＋桂枝茯苓丸加薏苡仁
(각1포×2회)

궁귀교애탕은 계속해서 찔끔찔끔 나오는 정맥성 출혈과 피하혈종에 응용할 수 있습니다. 와파린 같은 약을 복용 중인 사람의 외상에 사용합니다. 계지복령환 가의이인은 계지복령환으로 대체해도 좋습니다.

🕊 먹는 지혈제

　　궁귀교애탕에 함유되어 있는 아교는 젤라틴 그 자체입니다. 딱 수술 때 사용하는 국소지혈제제와 동일한 성분입니다. 그리고 모세혈관을 재건한다는 이미지의 사물탕을 구성하는 약재가 모두 함유되어 있습니다. 지혈+혈관강화약인 것입니다. 수술 후 지속성 정맥 출혈이나 반복적으로 발생하는 관절 내 혈종에도 사용할 수 있습니다. 상처에는 내출혈이 동반되므로 계지복령환가의이인을 병용합시다.

근육손상, 근육파열

급성기~2, 3주간

아급성기
2, 3주 이후

마행의감탕은 효과가 좋지 않기로 유명합니다. 하지만 근육손상에는 미세 혈관파탄에 따른 내출혈, 울혈, 혈행불량이 동반되어 있기 때문에 계지복령환가의이인을 병용하게 되면, 꽤나 반응이 좋아집니다. 그러니 앞으로는 세트로 처방하는 것을 기본(default)으로 생각합시다. 이 조합은 근육통 기본 세트로 근육손상, 염좌, 아킬레스건 파열 등에도 사용해 볼 수 있습니다.

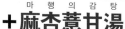

桂枝茯苓丸加薏苡仁
계 지 복 령 환 가 의 이 인

+麻杏薏甘湯
마 행 의 감 탕

(각1포×2회)

마행의감탕은 근육통의 기본처방인데 아쉽게도 단독사용으로는 효과가 약한 느낌입니다. 계지복령환가의이인과 세트로 처방하길 추천합니다. 계지복령환으로 대체해도 됩니다.

桂枝茯苓丸加薏苡仁 + 薏苡仁湯
계 지 복 령 환 가 의 이 인　　의 이 인 탕

(각1포×2회)

의이인탕은 혈관신생을 촉진하는 효과를 지닌 당귀를 함유하고 있습니다. 원래부터 근육이 감소되어 있는 여성, 고령자용 처방입니다.

 마행의감탕과 의이인탕 사용방법

　　마행의감탕의 마황은 근막의 통증을 해결하고, 의이인은 근육 내 부종을 잡습니다. 근육을 자극하여 염증성으로 내압이 올라간 근육 내 부종을 잡는 이미지입니다. 의이인탕은 마행의감탕에서 행인을 빼고, 당귀, 작약, 계피, 창출 4가지 약재를 추가해둔 것으로 근육통을 억제하면서 근섬유를 두껍게 만드는 이미지를 가지고 있습니다.

염좌

경도 염좌

염증 소견이 심함

골좌상을 동반한 중증 염좌

🖋 염좌진료의 기본

염좌가 있으면 인대, 관절낭이 손상되어 내출혈을 동반하므로 계지복령환가의이인 또는 계지복령환이 필요합니다. 게다가 관절낭의 진통을 위해서는 마황 함유 마행의감탕을 처방합니다. 염증과 관절수종이 심할 경우, 물을 빼는 효과와 열을 식히는 효과를 가진 월비가출탕으로 변경합니다. 중증 염좌는 관절을 형성하는 뼈들끼리 충돌하여 발생하기 때문에 뼈에 대한 손상이 동반되어 있습니다.

기본

외상

후유증

염증

견흉부

상지

하지

경흉추

요천추

스포츠

손상

주의기

고령자

병용

桂枝茯苓丸加薏苡仁
+麻杏薏甘湯
(각1포×2회)

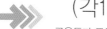

근육통과 근육손상 세트이며, 가벼운 염좌의 기본 세트이기도 합니다. 국소 혈종은 경도. 관절수종은 거의 없음. 통증이 있지만 걸을 수 있는 염좌에 사용합니다.

桂枝茯苓丸加薏苡仁
+越婢加朮湯
(각1포×2회)

염좌를 방치하다 격심한 통증이 발생한 경우, 관절염 증상(열감, 발적, 종창)이 병발한 경우 사용합니다. 염증이라고 하면 '월비가출탕'을 떠올립시다.

治打撲一方 + 越婢加朮湯
(각1포×2회)

관절에 염좌가 생기면 연골끼리 충돌이 일어나 연골하골의 골좌상이 합병되게 됩니다. 통증이 있어 하중을 거는 동작을 할 수 없습니다. 골좌상이 동반됐다면 치타박일방을 선택합니다.

MRI로 볼 수 있는 골손상

X-ray로는 골절이 확인되지 않는 염좌더라도 MRI를 촬영하면 연골하골 하에 골좌상 소견을 보이는 경우가 있습니다. 통증도 꽤 심하고, 하중을 걸 수 없는 경우가 많습니다. 이런 경우, 3제 투여가 가능하다면 계지복령환가의이인+월비가출탕에 치타박일방을 추가하여 사용하는 것이 좋겠습니다.

탈구

계 지 복 령 환 가 의 이 인　　시 령 탕
桂枝茯苓丸加薏苡仁＋柴苓湯
(각1포×2회)

탈구정복 후. 통증은 바로 가라앉지만, 첫 번째 탈구의 경우 주위 지지조직 손상이 심하여 내출혈과 부종이 한동안 유지됩니다. 통증이 있을 때는 마행의감탕(1포×2회)을 추가합니다.

🖊 한약은 회복을 촉진한다는 느낌으로 사용

　　몇 년간 반복되는 습관성 견관절탈구를 경험한 분이 한약을 복용했을 때 평소보다 회복이 빠르다며 기뻐했습니다. 일상생활 동작 회복이나 스포츠 활동 복귀까지의 기간을 단축시킵니다. 곧, 한약은 회복을 촉진함으로써 회복반응을 정상화시키고, 나이가 많더라도 젊은 사람의 치유속도로 만들어주는 느낌이 있다고 할 수 있겠습니다.

수술 적응증에 해당하는 골절

기본
외상
후유증
염증
건흉부
상지
하지
경흉요항후
스포츠
주흘기
고령자
병동

계 지 복 령 환 가 의 이 인
桂枝茯苓丸加薏苡仁
월 비 가 출 탕
＋越婢加朮湯
시 령 탕
＋柴苓湯
(각1포×2회)

피부에 수포 형성이 확인된다면 월비가출탕. 관절부종과 신경손상성 통증이 있으면 시령탕입니다. NSAIDs가 부종을 악화시킬 가능성이 있기 때문에 저는 사용하지 않습니다.

✎ 수포가 생기는 골절에!

대부분의 정형외과 의사가 수포 형성이 합병된 하퇴~발목관절 주위골절 수술을 하기 꺼려하는 이유는 붓기가 심해 수술이 어렵고, 수술 부위를 봉합할 때도 잘 닫히지 않으며, 수술 후 감염 등의 문제도 많기 때문입니다. 그렇다보니 대개 합병증이 많기 때문에 수술을 연기하고 붓기가 빠지길 기다리는 것을 추천합니다. 그때 수술하기 편하게 만들어주는 처방세트입니다.

67

보존치료 적응증에 해당하는 골절

제1선택약

통증이 가라앉았을 때

🐦 계지복령환가의이인으로 DVT 예방

뼈에 이르는 외상에는 치타박일방이 제1선택약이지만, 계지복령환가의이인은 혈전 예방에도 유효할 수 있으므로 사용해서 손해 볼 일은 없습니다. 특히 당뇨병이 있으면서 대사증후군 체형인 분들에게는 더욱 좋습니다. 물론 정맥환류 장애 위험이 낮은 건강한 젊은 환자에게는 치타박일방만 수일 정도 처방해도 괜찮습니다.

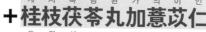

기본

외상

후유증

염증

견·흉부

상지

하지

경·흉부·요천부

스포츠손상

주술기

고령자

병동

治打撲一方
_{치 타 박 일 방}

＋桂枝茯苓丸加薏苡仁
_{계 지 복 령 환 가 의 이 인}

＋麻杏薏甘湯
_{마 행 의 감 탕}

(각1포×2회)

치타박일방+계지복령환가의이인 세트에 진통 효과가 있는 마황을 함유한 마행의감탕을 추가합니다.

治打撲一方
_{치 타 박 일 방}

＋桂枝茯苓丸加薏苡仁
_{계 지 복 령 환 가 의 이 인}

＋五苓散
_{오 령 산}

(각1포×2회)

통증이 가라앉으면 마황제가 더 이상 필요하지 않으므로 마행의감탕을 부종을 잡기 위한 오령산으로 변경합니다.

NSAIDs나 파스, 저는 되도록 못쓰게 합니다

깁스 고정을 할 수 없는 부위(사지근위부, 체간, 늑골, 흉곽 등)의 진통 목적으로 통증이 있을 때마다 마행의감탕이나 의이인탕을 복용하게 추가합니다. 사실 이럴 때 자주 사용되는 NSAIDs나 파스는 골절 부위로의 혈류를 방해하기 때문에, 오히려 치유가 늦어지게 됩니다. 파스를 과도하게 사용하다가 3개월간 늑골골절 통증을 호소했던 분도 있었습니다. 특히 혈행이 불량한 고령자나 냉증이 있는 분들은 파스 사용을 되도록 피하게 합시다.

반흔, 색소침착

제1선택약

제1선택약으로
효과가 부족할 때

위장이 약하다

혈행불량이 있음

흉터를 없애고 싶다!

외상 후나 화상 후의 흉터, 색소침착, 수술흔 부위가 자색을 띄며 지렁이처럼 부풀어 오른 경우는 혈행이 좋지 않아 정상조직으로의 회복이 어려운 상태로 볼 수 있습니다. 급성기부터 계지복령환가의이인을 사용해도 충분하지 않을 때는 사물탕으로 변경합니다. 강한 효과를 내고 싶을 때는 계지복령환가의이인+사물탕으로 병용해봅시다.

桂枝茯苓丸加薏苡仁
계 지 복 령 환 가 의 이 인

(1포×2회)

상처 발생 직후부터 사용해두면 손해 볼 일은 없습니다. 울혈에 따른 색소침착을 개선합니다.

四物湯
사 물 탕 (1포×2회)

제1선택약으로 효과가 없을 때, 더욱 혈행을 좋게 하기 위해 사물탕으로 변경합니다.

十全大補湯
십 전 대 보 탕 (1포×2회)

사물탕을 함유한 삼기제입니다. 원래 입이 짧은 사람, 위절제술 후 영양불량 상태에 놓인 사람에게.

疎經活血湯
소 경 활 혈 탕 (1포×2회)

소경활혈탕에는 사물탕이 함유되어 있습니다. 그 이름 그대로 혈관이 막힌 곳에 혈행을 다시 만들어 회복시키는 컨셉의 약입니다.

✎ 사물탕의 효과를 높이는 법

혈관재생약이라는 이미지가 있는 사물탕에 몇몇 약재를 추가한 한약이 있습니다. 위장이 약한 사람은 혈관의 재료가 되는 단백질을 잘 흡수할 수 없으므로 사물탕을 십전대보탕으로 변경함으로써 위장기능을 높여 흡수를 보조합니다. 소화기암으로 항암제 투여 시 자주 병용하기도 하는 처방입니다.

잘 걷지 못한다

^팔 ^미 ^지 ^황 ^환
八味地黃丸
(1포 × 2회)

걷기 어렵다고 한다면, 요하지부 노화의 제1선택약인 팔미지황환을 사용해야
합니다. 고민된다면 팔미지황환부터 시작. 우차신기환도 OK.

🔖 **초로기의 적방**

상처를 입은 뒤 걷기 힘들어졌다, 나이가 들면서 자주 지팡이를 쓰거
나 부축을 받는다 등과 같이 뭔가를 할 수 없어질 때 사용하면 좋은 처
방이 팔미지황환입니다. 노화 증상을 개선하는 한약으로 유명하지요. 다
만 고령자의 연약한 뼈에는 강한 근육이 붙을 수 없습니다. 제대로 골다
공증 치료를 하면, 근육도 함께 돌아와 걸을 수 있게 되는 경우도 자주
경험하고 있습니다.

골절 후 부정유합

기본
외상
후유증
염증
견·흉부
상지
하지
경·흉·요·둔부
스포츠손상
주술기
고령자
병동

治打撲一方 + 疎經活血湯
치 타 박 일 방 　 소 경 활 혈 탕
(각1포 × 2회)

골절 후 오래된 혈종을 치타박일방이 제거하며, 소경활혈탕으로 혈류를 활성화한다는 이미지의 세트 조합입니다.

🐦 골절 후 부정유합에도 한약?

　　골절 후 부정유합은 골절 치유과정이 도중에 정지된 병태입니다. 주요 원인은 고정불량과 혈류장애로 수술요법이 표준치료입니다. 고정불량의 경우에는 재수술로 강력히 고정하는 것을 목표로 합니다. 혈류장애일 경우에도 국소 혈류를 재건하는 수술을 하지만, 이를 위한 시설을 갖춘 곳은 한정적입니다. 합병증 등으로 수술을 받을 수 없는 환자이거나 수술 적응증이 되지 않을 때는 위 세트 처방 사용을 해 볼 수 있다고 생각합니다.

CRPS, 대상포진 후 신경통

초기

만성기

체간부 대상포진

　　외상 직후 반응을 보았을 때, 딱 CRPS(복합부위 통증증후군) 예비군이라는 느낌이 드는 경우가 있습니다. 이때는 한약뿐 아니라 가바펜틴 등도 처방합니다. 급성기 염증, 부종에 동반한 이상신경통(따끔거리는 느낌)에도 시령탕을 적용합니다. 또한 대상포진 초기에는 월비가출탕 처방이 필수적인데, CRPS의 경우 월비가출탕으로 속 불편감이 생기는 분들도 있으므로 주의하도록 합시다.

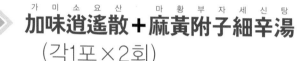

桂枝茯苓丸加薏苡仁
＋越婢加朮湯
＋柴苓湯
(각1포×2회)

CRPS(복합부위 통증증후군) 발생이 예상된다면 시령탕을 반드시 처방하도록 합시다. 이 3가지 처방이 급성기 세트입니다.

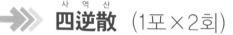

加味逍遙散＋麻黃附子細辛湯
(각1포×2회)

가미소요산 대신 비슷한 용량으로 시호를 함유한 억간산을 사용해도 OK입니다.

四逆散 (1포×2회)

신경성 위염에 사용할 수 있는 한약이지만, 명치부~흉배부에 걸친 통증에도 유효한 경우가 많습니다.

🐦 만성기 CRPS의 특징은?

만성기 CRPS는 열증과 냉증이 혼재되어 있는듯한 이상신경통을 호소합니다. 마황부자세신탕은 열증과 냉증 어느 쪽이든 대응 가능하므로 대상포진 후 신경통에 자주 사용됩니다. 시호 함유 한약은 만성 신경통에 유효합니다. 중장년 여성은 가미소요산을 주로 합방하며, 약간 허약한 사람에게는 억간산을 주로 합방합니다. 다만, 다른 시호 함유 처방도 다양하므로 병태에 맞춰 조금씩 바꿔 사용해 보는 것도 좋겠습니다.

외상 후 구축

허약, 위장허약

혈행불량

'낫지 않는다=국소 혈행불량이 남아 있기 때문'으로 판단할 수 있습니다. 상처가 생기면 회복을 위해 단백질 수요가 증가하는데 그에 따라 식사량이 늘어나지 않으면 치유는 늦어지게 됩니다. '위가 약해서 NSAIDs 복용은 무리' '몸이 차고 아프며, 뻣뻣하다'고 하는 분들에게는 우선 프로틴 같은 것을 복용하게 해서라도 단백질을 적극적으로 섭취하도록 추천합시다.

기본
외상
후유증
염증
견흉부
상지
하지
경흉요협부
손상
스포츠
주술기
고령자
병동

<ruby>桂<rt>계</rt></ruby><ruby>枝<rt>지</rt></ruby><ruby>加<rt>가</rt></ruby><ruby>朮<rt>출</rt></ruby><ruby>附<rt>부</rt></ruby><ruby>湯<rt>탕</rt></ruby>
(1포 × 2회)

위장이 약해도 복용 가능. 대개 부작용은 없습니다. 부자를 함유하고 있으므로 혈류를 화악~! up 시켜주는 느낌입니다.

<ruby>疎<rt>소</rt></ruby><ruby>經<rt>경</rt></ruby><ruby>活<rt>활</rt></ruby><ruby>血<rt>혈</rt></ruby><ruby>湯<rt>탕</rt></ruby>
(1포 × 2회)

동맥경화. 폐색동맥경화증까지는 아니더라도 당뇨병 등과 같은 생활습관병이 있고 '따뜻한 욕탕에서 목욕하고 나면 편해진다'라고 한다면 소경활혈탕입니다. 효과 증강을 위해서는 부자(0.5g×2회)를 추가합시다.

🐦 혈관이 질척질척거리는 분들에게는

당뇨병이 병존해 있거나, 동맥경화나 협착이 있으면 외상 후 조혈(阻血) 부분 혈류이 회복이 불충분하여 치유가 어려워집니다. 이 경우, 따뜻한 욕탕에서 목욕하며 따뜻하게 하면 혈관이 확장되며 통증이 완화되고는 합니다. 소경활혈탕은 혈행이 나빠 혈액이 다다르지 못하는 부분에 혈액을 보내주는 이미지의 한약입니다.

건초염

**증상 시작시기,
움직일 수 있다**

**진행기,
아파 움직일 수 없다**

**만성기,
재발을 반복하는 시기**

🖋 건초염은 부종으로 시작한다

건은 건초라는 터널을 통과합니다. 건초염 초기에는 부종을 경감할 수 있는 오령산이 유효합니다. 오령산증의 특징인 원래 잘 붓는 체질인 사람, 날궂이를 하는 사람에게 특히 유효합니다. 급성 악화기에 새빨갛게 부으며 격심한 통증이 있을 때는 오령산 대신 항염증 작용이 가장 강한 월비가출탕을 사용합니다.

➤➤ **五苓散** (오령산) (1포×2회)

건초의 부종. 통증이 시작되어 상태를 지켜보는 시기에 사용합니다. 저기압일 때 증상이 발현되는 분들에게는 특히 유효합니다.

➤➤ **桂枝茯苓丸加薏苡仁**(계지복령환가의이인)**＋薏苡仁湯**(의이인탕)
(각1포×2회)

통증 탓에 동작에 지장이 생기는 시기로 건초 내 주사의 적응증이지만, 동시에 위 처방을 해두면 효과가 더 오래 지속됩니다.

➤➤ **桂枝茯苓丸加薏苡仁**(계지복령환가의이인)
＋薏苡仁湯(의이인탕)**＋疎經活血湯**(소경활혈탕)
(각1포×2회)

건초 내 주사를 반복하며 수술 적응증이지만 버텨보고 싶다고 하거나, 수술 후에도 증상이 잡히지 않을 때 사용합니다. 의이인탕은 통증에 대한 대처로써 활용합니다.

🔖 건초염은 만성기가 되면 단단해진다

건초염으로 정형외과에 방문하는 분들은 건초와 건 모두 단단하게 부어올라 온 상태이므로 긴초 내 주사의 적응증에 해당하는 경우가 많습니다. 주사 후에 의이인탕을 처방하면 재발률이 감소합니다. 혈행불량이 있는 분들은 사실 좀처럼 잘 낫지 않습니다. 그럴 때 소경활혈탕을 씁니다. 이 처방에 함유된 사물탕으로 혈행을 재건하여 치료하는 느낌으로 치료하는 것입니다.

가성통풍, 통풍

제1선택약

허약한 초고령자

🐦 초고령자의 가성통풍에도

고령자에게 월비가출탕은 마황 용량이 많기 때문에 부작용 발생 우려가 있지만, 통증과 붓기가 심할 때는 초고령자라도 복용할 수 있습니다. 허약한 초고령자에게는 월비가출탕에서 마황과 석고를 빼고, 수(水)를 조절하는 방기와 피부를 탄탄하게 해주는 황기가 들어가 있는 방기황기탕을 병용하는 것을 추천합니다. 증상이 호전되면 방기황기탕만 예방적으로 유지하도록 합니다.

기본
외상
후유증
염증
건흉부
상지
하지
경흉요천후
손상초
주술기
고령자
병동

越婢加朮湯
(1포 × 3회)

급성기 관절염은 붓기와 열, 격렬한 통증을 동반합니다. 딱 월비가출탕의 적응증에 해당합니다.

越婢加朮湯＋防己黃耆湯
(각1포 × 2회)

마황을 많이 함유한 월비가출탕을 1회 감량하고, 관절수종을 개선시킬 수 있는 방기황기탕을 추가합니다.

🦅 중장년 통풍에는 계지복령환가의이인 병용으로

중장년 통풍에는 월비가출탕에 혈류운체를 개선하는 이미지의 계지복령화가이이인을 추가합니다. 내인성 염증이므로 수일간 NSAIDs를 병용하도록 하면 특히 더 유효할 수 있습니다. 다만 NSAIDs는 장기처방하면 붓기가 오히려 빠지기 어려워지기 때문에 주의해야 합니다. 콜키친 병용도 추천합니다. 3제 병용이 가능한 상황이라면 여기에 방기황기탕도 추가합니다.

류마티스 관절염, 결합조직질환의 관절염

양약으로 조절이 양호

염증 악화기에

관절을 움직이면
아픈 경우

🐦 류마티스 관절염의 관절염은?

류마티스 관절염에서는 관절 내 염증으로 인한 증상이 나타납니다. 현재는 주로 서양의학적 치료가 우선시되며, 생물학적 제제 등으로 조절이 양호한 환자가 늘고 있지만, 추가(add on)로 한약이라는 선택지를 가지고 있으면 편리합니다. 일상생활에 지장을 일으키는 통증이 있다면 마황을 함유한 월비가출탕, 관절 종창이 주 증상이라면 방기황기탕을 선택합시다.

방기황기탕
防己黃耆湯 (1포×2회)

류마티스 관절염은 서양의학적 치료를 우선시하며 관절의 종창, 열감, 통증 완화 보조로써 한약을 처방합니다.

월비가출탕
越婢加朮湯 (1포×2회)

염증, 통증이 심한 시기에 마황을 최대로 함유한 월비가출탕을 막연히 투여해서는 안됩니다. 증상이 완화되면 빠르게 방기황기탕으로 전방합시다.

의이인탕
薏苡仁湯 (1포×2회)

류마티스 관절염에 따른 염증성 통증보다는 변형된 관절의 운동성 통증에 유용합니다.

🐟 고령자의 변형에 따른 통증

변형성 슬관절증이면서 긴 경과를 보이는 관설통 진행기에는 의이인탕을 씁니다. 움직이면 아프다고 하는 경우 적합합니다. 대방풍탕에는 '하지 류마티스 관절염, 만성관절염'이라는 보험적용 병명이 있습니다. 고령이면서 관절변형이 심하게 남게 되어 버린 환자이면서 냉증과 뻣뻣하다는 호소가 있다면 대방풍탕을 선택합시다.

류마티스 다발근통, 척추관절염

어떤 근육통에든

뻣뻣함이 심할 때

류마티스 다발근통에는 스테로이드가 추천됩니다. 하지만 되도록 증량하고 싶지 않을 때, 꼭 한약을 병용하게 합시다. 근육통, 특히 움직이면 아프다고 하는 증상에 잘 듣는 양약은 없습니다. 마행의감탕+계지복령환가의이인은 근육통에 딱 맞는 세트입니다. 갈근탕에 함유된 갈근은 근육이 당기는 듯하며 움직임이 나빠졌을 때 나타나는 통증에 적합한 약재입니다.

麻杏薏甘湯
마 행 의 감 탕

＋桂枝茯苓丸加薏苡仁
계 지 복 령 환 가 의 이 인

（각1포×2회）

움직이면 아픈 근육통에 대한 세트 처방입니다. 체간, 사지의 광범한 부위를 커버합니다.

麻杏薏甘湯＋葛根湯
마 행 의 감 탕   갈 근 탕

（각1포×2회）

목부터 등에 걸쳐 움직일 수 없을 정도의 심한 뻣뻣함에 갈근탕이 유효합니다. 3제 병용이 가능하다면 계지복령환가의이인도 추가합니다.

🕊 마행의감탕과 갈근탕의 이미지

마행의감탕과 갈근탕 모두 마황을 함유하고 있습니다. 근육이 팽창되어 근막이 당기는 통증에는 마황이 잘 듣는 것 같습니다. 이미지적으로 웨이트 트레이닝 후 근육에 팽창된 느낌이 있을 때의 통증입니다. 갈근탕은 근육이 당기는 느낌의 통증, 말하자면 스트레칭할 때의 통증입니다. 이렇게 대략적인 이미지로 사용방법을 나눠보면 간단합니다.

창부감염(피하까지)

심한 염증

피하에서의 삼출액

항균제는 국소 혈류가 좋지 않으면 효과가 나지 않습니다. 한약은 혈행을 개선시키므로 병용하면 항균제의 효과를 올린다는 것을 실감할 수 있습니다. 염증을 동반한 모든 감염에는 월비가출탕을 사용할 수 있지만, 감염 부위 혈류는 울체되어 있을 것이므로 계지복령환가의이인도 물론 병용하면 좋습니다. 이 경우도 역시나 NSAIDs는 혈류를 정체시킬 가능성이 있으므로 병용을 추천하지 않습니다.

桂枝茯苓丸加薏苡仁
+越婢加朮湯
(각1포×2회)

그냥 딱 봐도 발적, 열감, 종창, 통증이 있으면 월비가출탕. 여기에 울혈도 보인다면 계지복령환가의이인을 사용합니다. 딱 감염되어 있는 시기에.

桂枝茯苓丸加薏苡仁
+消風散
(각1포×2회)

창부가 패였고 질척일 때는 소풍산이 효과적입니다. 항균제 투여 후, 감염이 가라앉은 시기에 적합합니다.

🖋 신기한 소풍산

줄줄 삼출액이 흘러넘치며 좀처럼 잘 낫지 않는 상처를 경험해 보신 적 있나요? '심한 염증은 없고, 그럴 정도로 감염을 의심할만한 상황도 아닌데 육아조직 형성이 늦어지면서 치료가 늦다. 항균제를 막연히 투여하면서 내성균을 만들고 싶지 않은데…'라며 고민하게 됩니다. 소풍산을 이럴 때, 주술을 걸듯 한 번 사용해 보세요. 좋은 효과를 경험할 수 있을 것입니다.

학생 시절 '새로운 창상치료'라는 홈페이지에 쏙 빠졌습니다. 지금은 상처가 생기면 촉촉함을 유지하게 하는 치료 등으로써 무소독이 표준이 되어있지만, 당시에는 '상처는 거즈로 덮어야 하며, 말려야 좋다, 매회 소독해야 한다'가 상식이었습니다. 창상치료의 패러다임 시프트가 이뤄진 것이죠. 의사가 되고 나서는 당연스럽게 습윤요법을 하게 되었습니다. 지금까지 저는 저 스스로 수술 상처에 소독을 한 적은 거의 없습니다.

습윤요법의 핵심은 상처가 스스로 낫는 힘입니다. 낫는 힘을 막는 것이 바로 의료종사자들입니다. 하루 한 번이라는 사람들의 사정에 맞춰 만들어진 소독회진의 무의미성, 그 소독제가 만들어 내는 창부에 대한 악영향, 딱지는 말라붙은 상처가 만들어 낸 방어막이라는 주장, 상처 부위에 듬뿍 쌓아 올려둔 약 자체가 상처 회복에 악영향을 미친다는 점 등을 생각해봐야 합니다.

한약과 습윤요법은 매우 상성이 좋습니다. 상처 치료는 세포배양과 똑같습니다. 적절한 습윤환경(너무 말라도, 그렇다고 지나치게 습윤해도 안 됨)에서 혈관이 생겨나며 치유되게 됩니다. 이 혈행개선을 위해 한약이 환경을 조정해가며 치료를 돕습니다. 최근에는 습윤요법에 사용하는 피복재도 대개 경제적입니다.

본원에서는 중증 하지허혈에 대한 카테터요법을 하고 있으므로 족부괴저가 발생한 분들도 자주 내원하는데, 습윤요법+한약으로 상상도 못했던 치유가 이뤄지는 경우도 있습니다. 상처에는 한약과 습윤요법 세트를 적극 추천합니다.

[Dr. T]

화농성 관절염

기본
외상
후유증
염증
전 흉부
상지
하지
관 흉부
요 척추
스포츠
손상
주 홍기
고령자
변동

계 지 복 령 환 가 의 이 인
桂枝茯苓丸加薏苡仁
월 비 가 출 탕   시 령 탕
＋越婢加朮湯＋柴苓湯
(각1포 × 2회)

염증기 최강 세트. 기능보존을 목표로 해볼 수 있는 치료입니다. 가능한 위 3제를 모두 사용하는 것이 좋습니다.

🐦 정형외과에서 싫어하는 감염

화농성 관절염은 조기에 항균제를 투여해야 하며, 무엇보다 수술도 주저하지 않는 것이 중요합니다. 낫더라도 후유증이 남으므로 정형외과 의사에게는 꽤나 스트레스를 주는 질환입니다. 그럴 때는 혈행을 개선하며, 동시에 진통 효과도 낼 수 있는 한약을 처방합니다. 저는 NSAIDs 사용은 기능적으로도 감염에는 불리한 결과를 만든다고 생각합니다.

골수염

치유보조

피부 염증소견

만성기

골수염은 몸속 깊숙이, 인체에서 가장 혈류가 좋지 않은 골수에 세균이 증식하는 가장 경험하고 싶지 않은 수술 후 합병증입니다. 수술과 장기 항균제 투여가 필요하며, 입원 기간도 길어지고, 그럼에도 치료가 잘되지 않는 경우도 있습니다. 골 반응이 둔해져 화농성 관절염에 비해서도 효과를 실감하기 어렵다고 생각되나, 서두르지 말고 천천히 한 번 처방해 봅시다.

기본
외상
후유증
염증
건 활부
상지
하지
관절
모 복합
손가락
수술기
고령자
병동

治打撲一方 + 柴苓湯
+ 桂枝茯苓丸加薏苡仁
(각1포 × 2회)

골수염 기본 세트. 뼈와 그 주위에 활동성 염증이 있을 때.

治打撲一方 + 越婢加朮湯
(각1포 × 2회)

외상성. 급성 골수염에. 개방골절 등, 뼈와 피부가 가까운 부위의 급성 골수염에.

治打撲一方 + 疎經活血湯
(각1포 × 2회)

감염이 안정된 시기. 골수염 수술 후 항균제를 장기처방하게 되는 시기나 누공이 있는 만성 골수염의 유지요법으로.

🖋 뼈와 그 주위 혈류를 생각하자

뼈에 특화되어 있는 한약은 치타박일방뿐입니다. 급성기나 수술 후 치타박일방과 시령탕, 계지복령환가의이인을 병용하면 피하조직, 간질부종과 울혈을 잡는 효과를 얻을 수 있습니다. 소경활혈탕은 뼈를 포함한 근골격계 전반의 혈관과 혈류를 늘려주는 이미지의 처방이므로 아급성~만성기에 병용합니다.

늑골골절

제1선택약

움직일 수 없을
정도의 통증

장기화된
기침에 의한 골절

   파스를 붙이면 늑골골절이 잘 낫지 않는 것에 관심을 갖게 된 것은 환자의
전언을 듣고 나서부터였습니다. 이후, 외상에는 NSAIDs를 사용하고 있지 않
습니다. 특히 냉증이나 체력적 여력이 없는 사람들에게는 사용하지 않습니다.
늑골골절 후 1개월이 지나도 통증이 잡히지 않아 내원하는 많은 분들 중에는
NSAIDs를 복용하거나 매번 파스를 붙이고 있는 분이 많습니다. 파스 처방을
기본으로 삼고 있다면 그 처방에 대해 다시 한번 생각해보는 것이 좋겠습니다.

治打撲一方
치　타　박　일　방
(1포×2회)

효과를 실감할 수 있는 기본처방. NSAIDs와 파스 사용은 골유합을 억제할
수 있으므로 되도록 피하게 합니다.

治打撲一方＋麻杏薏甘湯
치　타　박　일　방　　마　행　의　감　탕
(각1포×2회)

골절을 감싸고 있는 흉곽의 근육통이 심할 때. 근육이 많은 젊은 사람에게는
처음부터 이 병용요법을 진행합니다.

治打撲一方＋柴陷湯
치　타　박　일　방　　시　함　탕
(각1포×2회)

시함탕의 보험적용 병명은 '기침. 기침에 의한 흉통'입니다. 마황을 함유하고
있지 않으므로 허약체질에게도 사용할 수 있습니다.

🔹 치타박일방 가감법

　근육량이 많은 젊은 환자는 근육통도 심하게 나타나므로 치타박일방
에 마행의감탕 또는 의이인탕을 자주 병용하게 됩니다. 감염증 등으로 장
기간 이어진 기침에 의해 늑골이 피로골절되어 버린 경우에는 시박탕에
반하후박탕(1포×2회)을 병용하면 효과가 더욱 좋아집니다.

원인불명의 흉배부통

四逆散
사 역 산
(1포 × 2회)

내과에서 아무리 정밀검사를 해도 전혀 이상이 없다는 이상한 흉배부통에 시호, 지실에 작약, 감초까지 총 4가지 약재로 구성된 한약입니다.

✎ 사역산의 이미지

사역산의 보험적용 병명에는 소화기계 증상도 포함되어 있으나, 약재로 보면 시호+지실+작약감초탕 구성입니다. '사역(四逆)'이란 손발이 차가워진 상태입니다. 교감신경 우위 상태에서 말초혈관이 막혀버리고, 손땀, 긴장, 스트레스로 횡격막 움직임도 악화되어, 그에 연동하여 배부 근육이 경련통을 나타내는 이미지입니다. 사역산은 스트레스와 근육의 긴장을 풀어줍니다.

쇄골골절

治打撲一方 + 葛根湯
치 타 박 일 방   갈 근 탕

+ 柴苓湯
시 령 탕

(각1포 × 2회)

쇄골골절은 매우 아프므로 치타박일방에 진통 효과를 가진 처방을 추가합시다. 제1선택약은 갈근탕, 여기에 신경병증성 통증을 추가로 호소하면 시령탕을 추가합니다. 최대 3가지 처방을 함께 사용한다고 생각해주세요.

🖋 참기 힘든 격심한 통증에

골절이므로 치타박일방 정도면 될 수도 있겠지만, 흉부 주변의 골절은 통증이 심하고, 특히 수술 직후에는 격심한 통증이 나타납니다. 쇄골의 구조상, 상지의 무게로 잡아 당겨지는 듯한 통증이 나타날 수 있으므로 마황과 갈근을 포함한 갈근탕을 추가, 여기에 찌릿찌릿한 신경통 같은 통증이 있으면 시호와 오령산을 함유한 시령탕을 추가합니다.

어깨결림

제1선택약

갈근탕 복용 시 속 불편감

🪶 근육 기본 처방인 계지복령환가의이인 병용을!

근육통의 경우, 유산이 축적되고 이것이 감소하지 않으며, 혈류울체도 있기 때문에 계지복령환가의이인(1포×2회) 병용을 추천합니다. 계지복령환가의이인은 계지복령환에 근육의 부종을 잡을 수 있는 의이인이 추가되어 근원성 통증에 유익한 조합입니다. 계지복령환가의이인, 계지복령환 모두 보험적용 병명에 '어깨결림'이 포함되어 있습니다.

기본
외상
후유증
염증
견흉부
상지
하지
경흉후
요선추
손상
스포츠
주울기
고령자
병동

葛根湯 ^{갈 근 탕}

＋桂枝茯苓丸加薏苡仁 ^{계 지 복 령 환 가 의 이 인}
(각1포×2회)

갈근탕의 보험적용 병명에 '어깨결림'이 포함되어 있습니다. 심한 어깨결림이 있으면서 냉증이 있다면 부자(0.5g×2회)를 추가합니다.

桂枝加葛根湯 ^{계 지 가 갈 근 탕}

＋桂枝茯苓丸加薏苡仁 ^{계 지 복 령 환 가 의 이 인}
(각1포×2회)

마황이 속 불편감을 일으켜 복용할 수 없는 분들에게. 움직이면 아픈 것보다는 가만히 있을 때 아프다고 호소하는 야간통을 보이는 분들에게도 유효합니다.

🔖 계지가갈근탕의 적응증

갈근탕에서 마황을 빼면 진통 효과를 지닌 약제는 갈근만 남습니다. 마황은 움직일 때 근육이 압축(壓縮)되는 느낌의 통증에 효과를 냅니다. 갈근은 야간통 같이 안정 시, 근육이 당겨지는 느낌의 통증에 적합한 약재입니다. 마황에는 각성 효과가 있으므로 마황을 함유하지 않은 계지가갈근탕은 수면 전에도 투여하기 적합합니다.

급성기 견관절주위염
(이른바 오십견)

초급성기,
석회성건염

소화 기능이 약해 마황을
잘 복용하지 못할 경우

급성기 요령

급성기 견관절주위염에는 활액낭 수종을 의심할 소견이 있기 때문에 갈근탕에 부종을 잡는 처방을 추가합니다. 격심한 염증을 동반한 경우에는 월비가출탕을 추가합니다. 마황을 복용하지 못하는 사람에게는 갈근탕에서 마황을 뺀 계지가갈근탕과 월비가출탕 대신 마황이 빠진 버전인 방기황기탕을 추가합니다.

기 본
외 상
후유증
염 증
견 흉부
상 지
하 지
경 흉추
요 전후
손상초
주술기
고령자
병 동

葛根湯
<small>갈 근 탕</small>

＋桂枝茯苓丸加薏苡仁
<small>계 지 복 령 환 가 의 이 인</small>

＋越婢加朮湯
<small>월 비 가 출 탕</small>

(각1포×2회)

급성기 격렬한 염증에는 스테로이드 블록주사요법도 고려하게 됩니다. 마황 용량이 많아지므로 이 이상 증량은 하지 말아주세요!

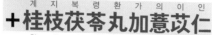

桂枝加葛根湯
<small>계 지 가 갈 근 탕</small>

＋桂枝茯苓丸加薏苡仁
<small>계 지 복 령 환 가 의 이 인</small>

＋防己黃耆湯
<small>방 기 황 기 탕</small>

(각1포×2회)

마황을 함유하지 않은 계지가갈근탕과 방기황기탕을 처방합니다.

🖋 견관절주위염의 원인은 불명확하지만

　견관절은 상지의 무게에 항상 끌어당겨지고 있으며, 그 힘을 받는 힘줄은 특히 더욱 손상이 잘 갈 수밖에 없습니다. 젊을 때는 바로 회복되지만, 나이가 들면서는 회복이 늦어지고 힘줄이 한계에 다다릅니다. 심한 염증으로 구축이 발생하고, 상처가 치유될 때까지 움직일 수 없는 시기가 이어지는 것이 견관절주위염 구축기의 본태(本態)로 여겨지고 있습니다. 통증을 멈추기 위해서는 힘줄 회복을 촉진하는 것이 가장 중요합니다.

만성기 견관절주위염
(이른바 오십견)

제1선택약

속 불편감

🖋 냉증과 구축에

　　냉증과 구축이 확인되면 혈행을 개선할 수 있는 사물탕과 부자처방을 고려합니다. 소경활혈탕은 사물탕의 구성 약재가 모두 들어있고, 혈행 불량으로 인한 근골격계의 혈관회복을 촉진합니다. 특히 혈행이 원래 나쁜 사람에게 유효합니다. 반면 부자는 조혈(阻血) 부위에 혈액을 무리하게라도 집어 넣어주는 이미지의 약재입니다. 그래서 이 두 약재는 상성이 좋은 조합이라고 할 수 있겠습니다.

기본

외상

후유증

염증

견흉부

상지

하지

경후

요천추

스포츠

주활기

고령자

병동

葛根湯
갈 근 탕

+疏經活血湯
소 경 활 혈 탕

(각1포 × 2회)

근골격계의 혈행재건을 촉진하는 것이 소경활혈탕입니다. 냉하며 구축된 부분을 부활시키는 작용이 있습니다.

桂枝加葛根湯
계 지 가 갈 근 탕

+疏經活血湯
소 경 활 혈 탕

(각1포 × 2회)

냉증이 심하면 부자(0.5g×2회)를 추가합니다.

팔은 견갑골에서부터 움직인다

오십견에는 운동요법도 중요합니다. 오십견은 말하자면 신체를 사용하는 것을 귀찮아해서 견관절에서부터 움직여야 할 것을 간단히 팔만 움직인 결과입니다. 키워드는 견갑골입니다. 팔의 근본은 견갑골이라고 생각하는 것이 치료의 시작점입니다. 흉배부를 기점으로 해서 상지를 움직이도록 하다 보면, ADL(일상생활동작) 회복도 빨라집니다. 수영의 크롤 움직임도 유효합니다.

호소가 많은 견관절주위염
(이른바 오십견)

신경병증성 통증 합병

갱년기

야간통

🪶 격심하게 아픈 견관절주위염에 시령탕

견관절주위염으로 팔을 전혀 움직일 수 없을 정도의 심한 통증을 호소하는 분들이 있습니다. 신경병증성 통증 합병을 의심하여 시령탕을 추가합니다. 상지부종도 합병되어 있는 경우도 많아 그 부종을 잡는 효과도 추가하는 것이 됩니다.

기본
외상
후유증
염증
견·흉부
상지
하지
협·흉·요·전후
손상·스포츠
주활기
고령자
병동

葛根湯+桂枝茯苓丸加薏苡仁

+柴苓湯
(각1포×2회)

일반적인 견관절주위염에 비해 통증 호소가 심하거나 상지부종을 동반한 경우 사용을 고려해 볼 수 있는 세트입니다.

葛根湯+加味逍遙散
(각1포×2회)

초조해하는 갱년기 여성, 스트레스가 많은 중장년에게는 시호를 함유한 가미소요산을 추가합니다.

桂枝加葛根湯+二朮湯
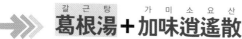

(각1포×2회)

이출탕의 보험적용 병명은 '오십견'뿐이나, 단독으로는 거의 효과가 없습니다. 소화기가 약한 사람이 야간통을 호소할 때 보조약으로써 사용합니다.

🕊 신기한 이출탕

　제가 느끼기에 정형외과 분야에서 이출탕은 효과가 없기로 둘째라면 서러운 처방입니다. 그런데 이출탕은 구성약재가 거의 위장약인데, 오십견 전문약으로 알려져 있는 것이 신기합니다. 사실 소화 기능이 꽤나 약한 견관절주위염 환자에서만 효과를 발휘하는 것 같습니다. 소화기의 영양흡수가 견관절주위염과 크게 관련되어 있다는 것을 시사하고 있다고 봅니다.

테니스엘보우, 골프엘보우
(상완과부 근건부착부염)

제1선택약

갱년기

만성적인 혈행불량

🔖 잘 낫지 않으면 일단 당귀를 떠올리자

건과 건부착 염증에는 의이인탕을 기본처방으로 사용합니다. 만성화된 경우에는 환부에 혈행불량이 동반되어 있을 가능성이 있습니다. 혈행개선을 목적으로 당귀를 함유한 처방을 고릅시다. 가미소요산도 당귀를 함유하고 있지만, 이보다 혈행개선의 힘이 강한 것이 사물탕을 함유한 소경활혈탕입니다.

薏苡仁湯 의 이 인 탕

＋桂枝茯苓丸加薏苡仁 계 지 복 령 환 가 의 이 인

(각1포 × 2회)

건과 부착부의 통증은 의이인탕을 기본으로 하며, 근육의 기본 처방인 계지복령환가의이인을 추가하면 효과적입니다.

薏苡仁湯 의 이 인 탕 ＋加味逍遙散 가 미 소 요 산

(각1포 × 2회)

마른체형의 근육이 적은 갱년기 여성에게 유효합니다.

薏苡仁湯 의 이 인 탕 ＋疎經活血湯 소 경 활 혈 탕

(각1포 × 2회)

장기간 당뇨병에 이환되어 혈관이 막혀버린 것 같은 환자가 '따뜻한 욕탕에 목욕을 하면 편해져요'라고 한다면 처방합니다.

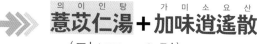

🖋 마행의감탕, 의이인탕의 병기에 따른 사용방법

마행의감탕은 급성기 근육통, 의이인탕은 만성기 건부착부염에 대한 처방입니다. 마행의감탕은 마황과 의이인을 중심으로 약재 4가지, 의이인탕은 마황, 의이인과 혈관신생을 도와주는 당귀, 혈관을 이완시켜주는 작약이 들어 있어 총 7가지 약재로 구성됩니다. 여기에 두 처방 모두 손상을 받은 부위를 회복시키는 치유작용이 더해져 있습니다.

주부관증후군, 수근관증후군

제1선택약

중증 급성기,
찌릿찌릿해서 힘들다

만성기

🖋 오령산의 이미지

오령산은 말초신경 부종에 사용합니다. 척추에서 나온 말초신경이 여러 통과지점 중 어딘가에서 압박되어 저림이나 마비가 일어나는 병태를 포착성 신경병증이라고 하는데, 신경조직에는 혈관이 없기 때문에 손상 부위에는 부종성 변화가 일어납니다. 수술을 하다보면 부어 있는 신경을 보기도 하는데, 그런 신경의 부종을 개선시킵니다.

麻杏薏甘湯＋五苓散
(각1포×2회)

마행의감탕은 신경통에 보험적용이 됩니다(역자 주: 일본 현황). 저림을 느끼기 시작한 초기에 오령산은 포착성 신경병증의 제1선택약입니다. 신경부종에 효과를 보입니다.

麻杏薏甘湯＋柴苓湯
(각1포×2회)

시령탕은 신경병증성 통증 초기의 한약입니다. 오령산에 신경염증을 억제할 수 있는 소시호탕이 추가된 처방입니다.

薏苡仁湯＋五苓散
(각1포×2회)

오령산은 잘 붓고 날씨가 저기압일 때 증상이 잘 나타나는 경향을 가진 환자에게 길게 사용할 수 있습니다. 만성기에는 마행의감탕에 혈행개선 작용이 있는 당귀를 추가한 것과 같은 구성의 의이인탕을 선택해서 사용합니다.

🖊 시령탕의 이미지

시령탕은 오령산+소시호탕 구성입니다. 소시호탕은 신경에 스트레스나 자극을 준 뒤 과잉으로 발생하는 신경통을 완화합니다. 찌릿찌릿, 징~징~ 울리는 통증(양반다리를 하고 있다 보면 느낄 수 있는 이상 신경통 같은 느낌)에 사용합니다. 가바펜틴 병용도 가능합니다. 한약은 서양약에 추가하더라도 전혀 문제가 되지 않습니다.

요골신경마비

경증마비, 압박

중증마비, 외상성

🖋 잘 붓는 체질의 환자에게는

우리가 자주 볼 수 있는 요골신경마비는 허니문마비(Honeymoon palsy)라고도 불리며 대개는 비교적 경증으로 순조롭게 회복됩니다. 한약은 필요하지 않을 수도 있으나, 신기한 점은 이 마비가 잘 발생하는 사람들은 남녀 모두 잘 붓는 경우가 많다는 것입니다. 따라서 날씨가 저기압일 때 악화되는 경향의 두통을 가지고 있다면, 원래 붓기에 잘 듣는 처방인 오령산을 처방합시다. 몸 전반의 컨디션도 좋아질지 모릅니다.

桂枝茯苓丸加薏苡仁 ＋ 五苓散
　（각1포×2회）

장시간 압박 등으로 인한 연부조직 혈류의 울체, 혈종에 계지복령환가의이인, 신경 부종에 오령산으로 대처합니다. 비타민 B12보다 훨씬 약 다운 약입니다. 병용도 가능합니다.

桂枝茯苓丸加薏苡仁 ＋ 柴苓湯
　（각1포×2회）

중증으로 보인다면 신경 염증도 있을 것입니다. 항염증 작용이 있는 소시호탕을 함유한 시령탕을 선택합니다. 후골간신경마비로 진단된다면 치타박일방(1포 1회)을 추가하는 것을 추천합니다.

🐦 수술 가능성도 염두에 두고

　운동신경마비만 보이는 후골간신경마비는 수부외과에서의 수술을 염두에 두고 주의 깊게 관찰해야 합니다. 후골간신경은 깊숙한 부위에 위치하므로 골주위 울혈, 혈종을 개선시킬 수 있는 치타박일방을 하루 1포 정도만 병용하도록 합시다. 한약을 사용할 수 있게 되면 일상 진료를 보다 세심히 할 수 있게 되어 지나친 확신으로 인한 오진은 줄어들어 가게 됩니다.

탄발지

수술적응증

스트레스+여성

🖊 단백질의 중요성

건초염이 만성화되어 탄발지 증상이 생기기 시작하고 정형외과에 내원하시는 분들에게는 수술 관련 설명을 해두고 건초 내 주사를 하면서 한약을 처방합니다. 단백질 부족인 분들에게는 식사지도를 하고 있습니다. 식사지도를 하면서 수개월간 통원하다보니 단단하게 비후되었던 건초가 완전히 사라진 경우가 있었습니다. 재료(단백질)가 있어야 낫는다는 것을 실감한 사례였습니다.

薏苡仁湯
＋桂枝茯苓丸加薏苡仁
(각1포×2회)

탄발지는 건초염의 결과입니다. 처음에는 일단 이 처방을 기본으로 처방하며, 추가할 수 있다면 소경활혈탕(1포×2회)을 처방합니다.

薏苡仁湯
＋加味逍遙散
(각1포×2회)

가미소요산은 일과 가정에서 스트레스에 노출되어 초조해하는 중장년, 갱년기 여성에게 특히 유효합니다. 의이인탕과 상성이 좋은 편입니다.

✒ 가미소요산에 대한 잡생각

단백질을 충분히 섭취하고 딱 보기에도 건강해 보이는 보디빌더는 마음도 항상 안정되어 있고, 초조해하는 일이 적다고 합니다. 그에 반해 가미소요산 적응증에 해당하는 분들은 근육이 적습니다. 초조해하는 분들을 잘 살펴보면 정말 그렇지 않던가요?

111

해버든결절, 부샤르결절, 모지CM관절증

염증기, 안정 시 통증

아급성기, 동작 시 통증

만성기, 냉증, 구축통

🐦 해버든결절은 저단백 탓?

해버든결절의 원인은 불명확하지만, 저단백이 관여되어 있지 않을까 추측되고 있습니다. 신체의 재료가 만성적으로 고갈되게 되면 호전될 수 있는 부위가 한정되기 마련입니다. 아마도 '손가락 가장 끝 관절은 자주 사용해서 쉽게 아프지만, 재료를 운반하기에도 멀고, 없더라도 어떻게든 되다보니 움직이는 것을 멈추면 되지 않을까?'라는 것이 몸이 하고 있는 생각이겠습니다. 사실 그래서 양성(良性) 질환이기도 합니다.

桂枝茯苓丸加薏苡仁
계 지 복 령 환 가 의 이 인

＋越婢加朮湯
월 비 가 출 탕

(각1포×2회)

울혈에는 계지복령환가의이인입니다. 계지복령환으로도 괜찮겠지만 되도록 의이인을 넣는 것이 좋겠습니다. 염증으로 인한 통증에는 월비가출탕을 사용하면 좋은데 3일 정도면 호전될 수 있으므로 장기처방을 할 필요는 없습니다.

桂枝茯苓丸加薏苡仁＋薏苡仁湯
계 지 복 령 환 가 의 이 인 의 이 인 탕

(각1포×2회)

의이인탕은 마황제이므로 막연히 처방해서는 안 됩니다. 통증이 있는 시기에만 복용하게 합시다.

桂枝加朮附湯
계 지 가 출 부 탕

(1포×2회)

계지가출부탕을 1년 내내 복용하는 분들도 있습니다. 오랜 기간 동안 지속되었던 손가락 구축, 부종, 강직을 호전시키기도 합니다. 울혈소견은 없는 상황이므로 계지복령환가의이인을 처방할 필요는 없습니다.

🐦 저단백성 관절통

해버든결절, 부샤르결절, CM관설승, 변형 슬관절염, 외반무지 그리고 척추변성. 이들 질환의 기저에는 만성적인 저단백이 존재한다고 생각합시다. 노쇠, 근감소증의 예비군이기도 하므로 단백질을 제대로 섭취하는 것이 중요합니다. 그리고 의이인탕 등과 같이 당귀를 함유한 한약을 추천합니다.

약국에서 처방전 없이 구입할 수 있는 이른바 OTC 한약의 대부분은 의료용 한약보다 함유된 약재 용량이 적습니다. 최근 의료용 한약과 용량이 동일한 처방도 출시되고는 있지만, OTC 한약을 사용할 때는 첨부 문서에 어느 정도 용량의 약재가 배합되어 있는지를 확인해두도록 합시다.

용량이 적으면 효과도 나지 않을 것이라 생각할 수 있지만, 적은 용량을 함유한 제품으로도 효과가 났다고 하는 환자분들도 계십니다. 저도 처음에는 용량이 많을수록 당연히 효과가 더 나는 것 아니냐고 멋대로 생각해 왔기 때문에 반신반의했지만, 저 자신이 직접 경험해보니 꼭 그렇지도 않은 것 같습니다.

저 역시 조제에도 관여하게 되다 보니 항상 1포×3회로 처방해야만 하는 것이 아님을 배우고 있습니다. 1일 용량을 2회로 나누어 1.5포×2회로 복용시키는 경우도 있지만, 1포×2회 복용과 2포×취침 전 1포 등, 1일 총량이 2/3가 되도록 처방하기도 합니다. 환자분들에 따라서는 1포×3회 때 보다 1포×2회로 하는 편이 몸 상태가 더 좋았다고 하는 분들도 있습니다.

이 책에서는 1포×2회를 기본으로 하고 있습니다. 2가지 처방을 세트로 처방하기 때문이기도 한데, 1종류를 사용하더라도 1포×2회를 사용하는 경우도 있습니다. 환자분을 위해서는 최적의 용량을 생각하는 것이 매우 중요하다는 것을 최근 실감합니다. 현재, 대부분의 양약은 복용법이 1일 1회나 2회입니다. 복용 편의성도 중요하다고 생각합니다.

[나카야마]

듀피트렌구축

기본
외상
후유증
염증
건·활막
상지
하지
골·관절·요추
스포츠
손·상지
부·하지
고령자
병동

^소 ^경 ^활 ^혈 ^탕
疎經活血湯
(1포×2회)

계지복령환가의이인을 추가하는 것도 추천합니다. 단단해져 가는 부분에는 조
혈(阻血)이 있다고 생각할 수 있기 때문입니다.

🖊 한 가지 메모

듀피트렌구축의 원인은 불명확하지만, 당뇨병 환자에서 그 위험성이
높은 것으로 보고되어 있기 때문에 진행 예방 목적으로 소경활혈탕을 병
용시키고 있습니다. 유감스럽게도 개선시키기는 어렵지만, 복용하는 환
자들로부터 더 나빠지지는 않는다는 평가를 받고 있습니다.

변형성관절증

걸으면 아프다

일정한 동작에서 아프다

고령자

🐦 무릎 주변에 필요한 근육은 어떻게 늘릴 수 있을까?

아직 보존적으로 지켜보는 것이 가능한 시기의 처방입니다. 근육을 어떻게 붙여나갈 것인가가 중요합니다. 관절증 초기에는 단백질 섭취량을 늘리도록 지도합니다. 걷는 것만으로는 근육이 붙지 않기 때문에 자택에서 할 수 있는 스쿼트를 지도합니다. 근육량이 유지되어 있는 남성에게는 마행의감탕, 근육량이 감소된 여성에게는 의이인탕을 적용합니다.

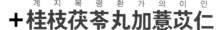

麻杏薏甘湯
＋桂枝茯苓丸加薏苡仁
(각1포×2회)

영상소견은 내반변형 정도이며 근력저하에 의해 관절주위 근육에 부담이 걸려 아픈 것 같은 경우, 호전과 악화를 반복하는 시기에.

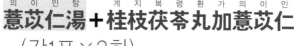

薏苡仁湯＋桂枝茯苓丸加薏苡仁
(각1포×2회)

근력이 떨어졌고, 관절증 진행기에 이르렀다면 의이인탕을 선택합니다. 계지복령환가의이인은 계지복령환으로만 써도 OK입니다.

薏苡仁湯＋八味地黃丸
(각1포×2회)

근력감소, 보행 불안정은 노화 증상으로 팔미지황환. 부종이 있다면 팔미지황환 대신 우차신기환을 추천합니다. 70세 이상인 분들에게 추천합니다.

🔪 고령자 변형성관절증 치료의 목표

　말기 변형성관절증인데 수술하지 않고 어떻게든 유지하고 있는 분들은 골다공증 치료를 제대로 해야 합니다. 뼈가 단단해지면 근육도 잘 늘기 때문입니다. 팔미지황환만으로 또는 의이인탕만으로 바로 나아진다고 하는 이상적 관해 상황도 있을 수 있습니다. 팔미지황환에는 울혈을 잡는 느낌의 목단피가 이미 함유되어 있으므로 딱히 계지복령환가의이인을 병용할 필요는 없습니다.

변형성관절증(심인성으로 악화)

심인성

속 불편감이 심할 때

🪶 슬통에도 심인성을 의심

무릎에 물 찬 것이 걱정이 되어 예약 외로 몇 번이고 내원하는 분들은 통증 자체에 심인성 요소가 관여되어 있음을 의심해야 합니다. 만성적인 관절수종을 개선시키는 방기황기탕에 시호가 함유된 가미소요산이나 억간산을 추가 처방하면 불안감에도 효과적입니다.

<ruby>薏苡仁湯<rt>의 이 인 탕</rt></ruby> + <ruby>加味逍遙散<rt>가 미 소 요 산</rt></ruby>
(각1포 × 2회)

예약 외 진료 요청이 잦다든지, 통증 호소와 불안감이 심한 분에게는 시호가 들어있는 가미소요산을 추천합니다. 고령자의 경우 가미소요산 대신 억간산 (1포×2회)을 처방합니다.

<ruby>五積散<rt>오 적 산</rt></ruby>
(2포 × 3회)

소화기가 지나치게 좋지 않은 분들을 위한 처방입니다. 보통 1일 분량(3포)에 는 마황이 1g밖에 들어있지 않습니다. 속 불편감은 발생하지 않지만, 통증은 모두 해결되지 않을 수 있습니다.

🦅 인공관절 수술 후 안정에도

본원에서도 인공관절 수술을 하고는 있지만, 통원 중인 환자분들에게 는 꼭 필요할 때만 수술을 하자는 스탠스를 취하고 있습니다. 수술 전후 에 제대로 한약을 사용하며 재활하게 하므로 수술 후에도 줄곧 통증을 호소하는 경우는 거의 없습니다. 가끔 다른 유명 인공관절센터에서 수술 을 받은 후에도 통증이 잡히지 않아 힘들어하는 분들도 만나기는 하는 데, 상기 루틴 처방으로 충분히 대응 가능하다고 느끼고 있습니다.

말기 변형성관절증

합병증 우려로 수술을 할 수 없음

변형이 명확하나 수술 거부

노쇠를 동반

🪶 혈관이 너무 좋지 않아 수술을 할 수 없음

투석, 뇌경색, 심근경색 등으로 혈관이 정말 좋지 않은 분들은 수술을 할 수 없습니다. 원래 혈행불량에는 소경활혈탕이 유효합니다. 하지, 체간이 흔들거려 보행이 어렵다면 팔미지황환이나 우차신기환으로 대응합니다. 진통제로 사용하게 되는 의이인탕은 통증의 정도에 따라 추가할 용량을 결정해도 됩니다.

疎經活血湯
소 경 활 혈 탕

＋八味地黃丸
팔 미 지 황 환

＋薏苡仁湯
의 이 인 탕

(각1포×2회)

인공투석. 폐색성 동맥경화증, 심장이 지나치게 좋지 않음 등. 수술 위험성이 높아 보존치료를 해야만 할 경우 사용 가능한 최강 세트.

大防風湯 (1포×2회)
대 방 풍 탕

예로부터 마른 체형. 냉증. 관절변형이 명확하며(학슬[鶴膝]) 이리저리 움직이는 통증을 호소하는 경우 사용했던 처방입니다. 어떻게든 자택에서 생활이 가능하기는 한 환자에게 투약합니다.

桂枝加朮附湯 (1포×2회)
계 지 가 출 탕

변형된 관절이 냉하면서 뻣뻣할 때 제1선택약입니다. 가장 위에 부담을 주지 않는 한방 진통제이기도 합니다.

🐦 냉하며 아픈 관절통은 따뜻하게 하여 치료한다

냉증과 관설통을 주소로 내원하는 분들 중 변형이 그다지 심하지 않은데, 냉하면서 움직이기 어렵고 움직이면 통증이 생길 경우에는 강력히 따뜻하게 하는 부자가 함유된 계지가출부탕을 처방합니다. 부작용이 거의 없기 때문에 추천합니다. X-ray 상 류마티스나 말기 관절증 소견이 확인된다면 대방풍탕을 처방합니다. 대방풍탕증에 해당하는 환자는 몸에 울리는 느낌의 관절통을 호소한다는 것이 특징입니다.

골괴사, 골좌상을
합병한 변형성 관절증

越婢加朮湯 ＋ 治打撲一方
(월 비 가 출 탕) (치 타 박 일 방)
(각1포 × 2회)

갑자기 통증이 악화되고 경과가 좋지 않은 관절통은 골통을 의심해야 합니다. 고관절이라면 골두괴사, 무릎이라면 골괴사로 수술을 해야 하는 경우가 대부분이며, 치타박일방을 추가하며 수술 시까지 ADL을 확보해야 합니다. 소화 기능이 좋지 않은 고령자더라도 격심한 통증이 있을 때는 월비가출탕을 복용하도록 합시다.

🦉 골괴사에도 치타박일방

증상이 나타나는 시기의 골괴사는 X-ray에 나타나지 않는 경우가 많아 나중에 진단되기도 합니다. 의심이 된다면 MRI를 촬영하는 것이 유용합니다. 치타박일방에는 일정 정도의 진통 효과가 있기는 하지만, 인공관절수술을 피할 수 없는 경우가 많습니다. 조기에 골다공증 치료제인 테리파라타이드를 복용시키기 시작하면 골괴사 진행이 멈추는 경우도 있습니다.

족저근막염

의 이 인 탕　　　계 지 복 령 환 가 의 이 인

薏苡仁湯＋桂枝茯苓丸加薏苡仁
(각1포×2회)

족저근막염 외에 족배건초염, 외반모지, 편평족, 외경골 등, 족부의 다양한 부위 증상에 응용 가능합니다. 건초염 외에는 오령산을 처방할 필요는 없습니다.

🖊 족저근막염 처방 세트

　족저근막염은 외래에서 자주 봅니다. 아침 첫발을 내딛을 때 아픈 것이 특징적인데, 여기에 효과가 좋은 처방 세트가 의이인탕+계지복령환가의 이인입니다. 1개월 정도는 열심히 복용하도록 지도하고 있습니다. 혈행이 좋지 않고, 냉증이 심하며, 따뜻한 욕탕에서 목욕을 하면 편해진다고 하는 경우에는 소경활혈탕(1포×2회)을 추가합니다.

만성 관절수종,
베이커낭종, 활액낭염

염증기, 종창이 심함

만성기,
수종이 잡히지 않음

🔖 월비가출탕과 방기황기탕의 사용방법

관절뿐 아니라 관절과 연결되어 있는 베이커낭종이나 족관절 주위 활액낭염 등, 얕은 부위의 주머니에 물이 저류되어 통증이 발생하는 경우에는 월비가출탕을 선택합니다. 통증이 심하지 않다면 월비가출탕에서 마황과 석고를 빼고 방기와 황기를 더한 방기황기탕으로 변경합니다. 결국 증상의 중증도(열감, 동통, 긴장감)를 기준 삼아 결정하는 것입니다.

越婢加朮湯
＋桂枝茯苓丸加薏苡仁
(각1포×2회)

관절염뿐 아니라 활액낭에도 염증이 심하면 월비가출탕입니다. 증상이 진정되면 방기황기탕으로 변경합니다.

疎經活血湯
(1포×2회)

베이커낭종이나 활액낭염이 있는데, 물을 자주 빼야만 하는 분들은 조직 위약성이 있습니다. 사물탕을 함유한 소경활혈탕으로 조직을 안정화시키도록 합시다.

🖋 소경활혈탕과 마행의감탕

관절 내나 활액낭 내의 수분 저류가 좀처럼 잡히지 않을 때는 이수약만으로 충분치 않기 때문에 혈관을 재건하여 회복시키는 이미지가 있는 소경활혈탕을 투약해봅니다. 조직 정상화를 촉진하여 고령자의 수종이 개선되기도 합니다. 통증이 있다면 마황이 들어있는 마행의감탕(1포×2회)을 추가해봅니다.

낙침(경부 근막염)

제1선택약

격심한 통증

소화기가 허약한 사람의 격심한 통증

✎ 어깨결림 응용 처방

잠을 잘못 자고 난 뒤 목이 뻣뻣하다는 호소를 하는 경우에는 근육 내 부종을 잡는 의이인을 함유한 계지복령환가의이인을 선택합니다. 격심한 통증이라고 할 경우에는 마황을 증량하여 대응합니다. 계지복령환가의 이인+마행의감탕은 근육통의 기본 세트입니다. 여기에 통증이 심할 때에는 마행의감탕을 월비가출탕으로 변경하면 됩니다.

桂枝茯苓丸加薏苡仁
(계지복령환가의이인)

＋葛根湯
(갈근탕)

(각1포×2회)

근좌상. 근내 미세혈류장애 상태로 계지복령환가의이인으로 대응합니다. 목 근육통. 뻣뻣함에는 갈근탕을 주로 사용합니다.

桂枝茯苓丸加薏苡仁
(계지복령환가의이인)

＋葛根湯＋麻杏薏甘湯
(갈근탕) (마행의감탕)

(각1포×2회)

진통 효과를 갖춘 마황의 용량을 늘리기 위해 마행의감탕을 추가하여 근육 통 세트를 만들어 봅니다.

桂枝茯苓丸加薏苡仁
(계지복령환가의이인)

＋桂枝加葛根湯
(계지가갈근탕)

(각1포×2회)

마황 탓에 속 불편감을 호소하는 사람에게는 마황을 뺀 계지가갈근탕을 선 택하여 처방합니다.

🔖 위험상황(pitfall)에 주의!

　격렬한 목통증은 크라운덴스증후군(Crowned dens syndrome, 치돌 기 주위 가성통풍)일 수도 있습니다. CT 검사와 채혈 검사로 진단할 수 있습니다. 그때는 관절의 염증반응이 주요 병태이므로 월비가출탕을 계 지복령환가의이인＋갈근탕에 추가합니다(각1포×2회). 통증이 진정되면 계지복령환가의이인＋갈근탕만 사용하면서 치료를 종결합니다.

경증 경추염좌(근손상뿐)

제1선택약

상지저림+불안

🕊 교통사고 후 목 불편감

　　교통사고 직후 목 불편감이 있을 경우, 서양의학적으로는 파스만 처방하는 경우가 많은데, 파스에 포함된 NSAIDs 성분으로 인한 국소 혈류장애로 미세한 내출혈이 잘 해결되지 않을 가능성이 있습니다. 그 결과, 수일 후에는 목 근육이 굳어져 버리며, 통증이 고착화되는 원인이 됩니다. 한약을 처방하면 아프더라도 어떻게든 움직일 수 있게 됩니다.

桂枝茯苓丸加薏苡仁＋葛根湯
(각1포×2회)

교통사고 경추염좌 후 사용할 수 있는 기본 세트. 통증이 없더라도 불편감이 있으면 처방합니다.

桂枝茯苓丸加薏苡仁＋葛根湯
＋柴苓湯
(각1포×2회)

초진 시부터 신경병증성 통증이 의심되는 찌릿하는 느낌이 있다면 시령탕을 적용합니다.

🖋 교통사고가 있었던 환자에 대한 대응 요령

　　교통사고의 경우, 최초 대응이 중요합니다. 수상 직후 가볍더라도 찌릿 찌릿한 느낌이 있다고 호소한다면 바로 시령탕을 처방해야 합니다. 이에 따라 이후 장기화되는 정도가 달라지게 됩니다. 시호 함유 한약은 정신적 측면의 불안감에도 효과를 냅니다. 나중에 신경이 마비될 수도 있다는 사실을 확실히 설명해 둘 필요가 있습니다.

중증 경추염좌,
신경손상(뼈까지 파급)

초진일

그 후

🖋 한약은 증상에 맞춰 처방

경추에 심한 염좌, 골손상, 신경손상을 동시에 입게 되면 중심성 척수손상, 외상성 경수증, 신경근병증 등이 발생하게 됩니다. 한방에서는 골손상에 치타박일방, 신경손상에 시령탕, 근손상에 월비가출탕으로 대응합니다. 증상에 맞춰 듀록세틴이나 가바펜틴을 병용하게 할 수도 있습니다.

治打撲一方 + 柴苓湯
+ 越婢加朮湯
(각1포 × 2회)

골손상에 치타박일방, 목에 꽤 큰 충격을 받았다면 신경손상에 대한 시령탕. 근손상의 격렬한 통증에 월비가출탕을 3~7일분 처방합니다.

治打撲一方 + 柴苓湯
+ 葛根湯
(각1포 × 2회)

초진 시의 격렬한 통증이 가라앉고, 목 부위 결림만 남았다면 월비가출탕을 갈근탕으로 변경합니다.

낙상에 따른 신경병증성 통증에는

고령자가 낙상하여 비골상성 경수손상이 일어나는 경우가 있습니다. 이때 나타나는 격렬한 상지 저림이 딱 시령탕 적응증이 되는 신경병증성 통증입니다. 가바펜틴과 함께 치타박일방+시령탕을 처방하면, 손의 저림은 하루가 다르게 호전되어 갑니다. 자연 경과일지도 모르지만, 복용할 때마다 개선을 실감할 수 있을 것입니다.

경추염좌 후 잔존통증(심인성)

제1선택약

걱정이 많고, 불면

속 불편감, 허약

✎ 사고 후 부담으로 증상이 장기화된다면

교통사고 후, 평소부터 어깨가 잘 뭉치던 목주변 근육량이 적은 여성은 근육통이 잔존되는 경향이 있습니다. 거기에 교통사고 후 발생한 부담, 금전적 스트레스가 가중되어 난치화되기도 합니다. 정말로 환자를 회복시키려면, 한약과 식사(단백질 보충) 개선, 재활을 통한 체간부 트레이닝을 진행하여 개선할 수 있게 해야 합니다.

葛根湯＋加味逍遙散
(각1포 × 2회)

이른바 교통사고 후 경부 근육통에 심인반응이 섞여 있는 상태에.

葛根湯＋抑肝散
(각1포 × 2회)

통증에 집착하고, 걱정이 많으며 불면 경향이 심한 분들에게.

桂枝加葛根湯
＋抑肝散加陳皮半夏
(각1포 × 2회)

소화기가 약한 분들에게는 마황이 들어 있지 않은 계지가갈근탕으로 대응하며, 냉증이 있다면 부자(0.5g×2회)를 추가합니다. 억간산보다 억간산가진피반하가 소화기 부담이 덜합니다.

🐦 추돌사고를 연달아 경험했던 환자

운 나쁘게 추돌사고를 연속적으로 당했던 분이 계셨습니다. 수개월 전에 첫 번째 추돌사고가 있었고, 아직 목통증이 잡히지 않았는데, 또 다시 추돌사고가 나서 본원에 후송되었습니다. 본원에서 치료를 받고 싶다고 하시어 그때까지 쭉 복용해왔던 NSAIDs와 파스는 사용하지 못하게 하고, 한약을 제대로 복용해 본 결과 '이전의 통증까지 사라지게 되었다'며 제게 감사의 인사를 전해왔습니다.

근골격계에 필요한 영양소는 뭐니 뭐니 해도 단백질입니다.

근래 단백질의 중요성이 재조명되어 노년의학회 등에서는 근감소증에 프로틴(protein)을 투여한 유효증례가 보고되고 있습니다. 골다공증 치료에도 과거에는 칼슘섭취를 독려했지만, 최근의 골다공증 팸플릿에는 단백질이 실려 있습니다. 실제로 골다공증 치료 시 칼슘보다 단백질 섭취를 열심히 한 분들에서 골밀도가 상승합니다.

일본인은 단백질 섭취가 적은 편입니다. 고령자에게는 1일 200g 이상의 고기, 생선, 달걀 섭취가 추천되지만, 정형외과에 다니는 분들 중 그 정도를 제대로 섭취하는 분들이 매우 드뭅니다.

단백질을 섭취하지 않으면 어떻게 될까요? 우선 근육이 자주 아프게 됩니다. 통증이 장기간 이어져 온 분들에게 매일 어느 정도의 단백질을 섭취하고 있는지 물어보자 놀라울 정도로 저단백 식사를 하고 있었습니다. 중장년이 되어 급성 요추염좌가 발생하는 분들 중에도 최근 다이어트를 하며 육류를 섭취하지 않았다는 분들이 많습니다. 저단백 상태가 이어지면 자기재생능력이 저하됩니다. 또한 원래 재료가 부족하므로 혈관 재생이 잘되지 않아, 아픈 부위가 낫고 싶어도 나을 수 없는 상태(=조혈상태[阻血狀態])가 되어 버립니다.

[Dr. T]

머리떨굼증후군
(목 주변 노화에 따른 근력저하)

기본
외상
후유증
염증
견·흉부
상지
하지
경·흉추
요·천추
손상
스포츠
주술기
고령자
병동

갈 근 탕　　팔 미 지 황 환
葛根湯 + 八味地黃丸
(각1포 × 2회)

후경부의 지속적인 끌어당겨지는 듯한 근육통에는 갈근탕, 체간부 근력저하에는 팔미지황환을 처방합니다.

🕊 머리떨굼은 근력저하

머리떨굼은 전신 근력저하에 동반되며, 경추후방부 근육이 얇아져 경추를 지지할 수 없는 상태입니다. 재활 말고는 할 수 있는 것이 없는데, 체간기능 개선을 기대하며 팔미지황환, 후경부 견인통에 갈근탕을 처방하면 80% 이상의 환자에서 증상개선, ADL(일상생활동작) 회복을 보이게 됩니다. 꼭 시도해 보세요.

근막성요통

검사 전

검사 후

소중한 급성요통처방

　본원의 급성요통 플로차트입니다. 다양한 시행착오를 겪으며 만든 것
인데, 좌약만으로는 요부 근육의 급작스런 뻣뻣함이 잡히지 않아 움직일
수 없습니다. 역으로 작약감초탕만으로는 통증 공포가 지속되어 힘이 들
어가지 않고, 설 수 없습니다. 결국 화양절충(和洋折衷)을 할 수밖에 없
습니다. 이 처방이 압박골절 스크리닝에도 도움이 되는데, 골절이 일어났
으면 이 처방만으로는 당연히 통증이 잡히지 않습니다.

<small>작 약 감 초 탕</small>

芍藥甘草湯 (1회×2포)

+NSAIDs 좌약

작약감초탕은 1회 2포로 검사 전 바로 복용하게 합시다.

<small>마 행 의 감 탕</small>

麻杏薏甘湯

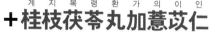

<small>계 지 복 령 환 가 의 이 인</small>

+桂枝茯苓丸加薏苡仁

(각1포×3회)

근육통 세트, 마행의감탕+계지복령환가의이인을 처방하고 귀가시킵니다. 추간관절증이나 골간접촉을 의심할만한 X-ray 소견이 있다면, 되도록 치타박일방(1포 1회)을 추가 처방합니다.

🐦 임산부 급성요통에는

간혹 급성요통으로 임산부가 실려 오기도 합니다. 수일 전부터 참아 왔던 경우가 많은데, 스트레쳐카 위에서 좀처럼 움직이질 못합니다. NSAIDs 좌약을 사용할 수 없으므로 작약감초탕만 복용하게 한 뒤, 서 보게 합니다. 지금까지는 모두 깡으로 버티며 일어서서 걸어 귀가했습니다.

튼튼한 체격의 만성요통

제1선택약

하반신 노화, 냉증

하지 혈행불량

🔪 근육량에 따라 사용할 수 있는 처방도 다르다

플로차트 위에서부터 아래 순으로 근육량과 ADL(일상생활동작)이 떨어집니다. 근육감소만 있다면 의이인탕+계지복령환가의이인, 흔들거림과 보행곤란이 있다면 의이인탕+팔미지황환, 관절과 근육이 구축되어 있다면 의이인탕+소경활혈탕으로, 여기에 근골격계 기능이 저하되어 있다면 소경활혈탕+팔미지황환을 사용하면 됩니다.

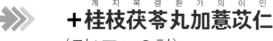

薏苡仁湯
_{의 이 인 탕}

＋桂枝茯苓丸加薏苡仁
_{계 지 복 령 환 가 의 이 인}
(각1포×2회)

계지복령환가의이인은 계지복령환으로 대체해도 OK입니다.

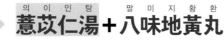

薏苡仁湯＋八味地黃丸
_{의 이 인 탕}　_{팔 미 지 황 환}
(각1포×2회)

하지 부종이 심하다면 팔미지황환을 우차신기환으로 사용해도 괜찮습니다.

薏苡仁湯＋疎經活血湯
_{의 이 인 탕}　_{소 경 활 혈 탕}
(각1포×2회)

무엇보다 '따뜻한 욕탕에서 목욕을 하면 편해진다'고 하면 소경활혈탕.

🖊 팔미지황환과 우차신기환

　팔미지황환과 우차신기환은 형제 같은 관계입니다. 팔미지황환은 약재 수가 8종류, 우차신기환은 팔미지황환+우슬+차전자입니다. 하지 부종여부, 냉증의 강도에 따라 구분하지만, 잘 모르겠다면 둘 중 어느 처방을 써도 OK입니다.

가녀린 체격의 만성요통

속 불편감,
냉증, 뻣뻣함

몸이 차가우면 아프다

동상도 있음

🐦 왜 1포×2회?

이 책에서는 거의 모든 처방을 1포×2회로 처방하도록 소개하고 있습니다.

①병용하기 때문에 최대용량(full dose)으로 사용하면 과용량이 되고,

②낮에는 결국 잘 복용하지 못하며,

③감초 용량이 지나치게 늘지 않게 위해서,

가 이유입니다.

기본
외상
후유증
염증
건조부
상지
하지
관·흉부
요·천추
스포츠
주증기
고령자
병동

<ruby>桂枝加朮附湯<rt>계 자 가 출 부 탕</rt></ruby>
(1포×2회)

그다지 활동성이 좋지 않은 사람을 위한 처방입니다.

<ruby>五積散<rt>오 적 산</rt></ruby> (1포×2회)

소화기 상태가 좋지 않더라도 복용할 수 있을 정도로 소량의 마황을 함유한 마황제입니다.

<ruby>當歸四逆加吳茱萸生薑湯<rt>당 귀 사 역 가 오 수 유 생 강 탕</rt></ruby>
(1포×2회)

어릴 적부터 동상이 자주 있었다는 냉증에, 이런 타입의 요통을 호소하는 사람에서는 개복수술 기왕력이 있는 경우가 많습니다.

🐦 오적산은 신기한 약

오적산의 보험적용 병명은 위장염, 요통, 신경통, 관절통, 월경통, 두통, 냉증, 갱년기장애, 감기로 다방면에 걸쳐 있어 도대체 어떤 약인지 알 수가 없습니다. 또한 특징적인 것은 한랭으로 인한 요통, 하복부통, 하지통을 호소하면서도 빈혈 경향으로 상반신이 뜨겁고, 하반신은 차가운 경향의 사람에게 사용된다는 점입니다. 처음에는 '이런 사람이 정말 있을까?'라는 의문이 들기도 하는데, 1년에 수명, 딱 여기에 해당되는 사람을 만나고는 합니다.

요추간판탈출증

걸을 수 없을
정도의 통증

통증이 있지만
걸을 수 있음

만성화된 통증

🖋 탈출증으로 인한 신경통의 급성기

요추간판탈출증의 종류에 따라 다르지만, 보통 첫 3주 정도는 통증이 잘 잡히지 않습니다. 한약과 양약을 병용하며, 경막외주사를 추가하면 3주 정도 만에 대개 보통 일상생활로 돌아갈 수 있는 수준이 됩니다. 물론 신경통을 바로 잡아 버리고 싶다면 수술을 추천합니다.

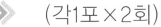

桂枝茯苓丸加薏苡仁
_{계 지 복 령 환 가 의 이 인}

＋越婢加朮湯＋柴苓湯
_{월 비 가 출 탕} _{시 령 탕}

(각1포×2회)

근막통증에 월비가출탕. 신경손상에 시령탕을 선택. 젊은 환자용 처방입니다.

桂枝茯苓丸加薏苡仁
_{계 지 복 령 환 가 의 이 인}

＋麻杏薏甘湯
_{마 행 의 감 탕}

(각1포×2회)

근육통 세트입니다.

桂枝茯苓丸加薏苡仁
_{계 지 복 령 환 가 의 이 인}

＋薏苡仁湯
_{의 이 인 탕}

(각1포×2회)

탈출에 따른 하지통이 만성화되었을 때.

🖋 한약 이외의 치료는?

추간판탈출증에 경막 외 주사는 3주까지 2회 정도 시행합니다. 2회 주사를 시행했음에도 효과가 없다면 수술을 권합니다. 추간판탈출증의 원인은 체간 근육량이 감소한 것입니다. 예방을 위해서는 비만을 해결하고, 단백질 중심의 식사, 근육량 저하를 일으킬 수 있는 매일 음주를 피해야 하며, 수면 부족과 피로에 주의할 필요가 있습니다.

요부척추관협착증

제1선택약

**폐색성
동맥경화증을 합병**

여기에 근육통을 동반

🐦 노화를 근육량 감소로 생각하자

팔미지황환의 보험적용 병명을 보면 노화를 하반신 자율신경실조라고 이해할 수 있을 것 같습니다. 요부척추관협착증 증상도 그와 같아, 척추가 변형, 구축되면 체간부 움직임이 나빠지고 근육량이 감소합니다. 변형이 척추관 내에까지 미치면 신경전달도 악화됩니다. 척추변형은 체간 근육량 감소가 그 원인입니다. 단백질을 제대로 섭취하게 합시다.

八味地黃丸
（팔미지황환）

(1포 × 2회)

우차신기환을 써도 좋습니다. 하지 부종에 대응할 수 있습니다. 50대에도 사용할 수 있습니다.

八味地黃丸 + 疏經活血湯
（팔미지황환）（소경활혈탕）

(각1포 × 2회)

폐색성 동맥경화증을 합병한 요부척추관협착증인 경우 기본 세트.

八味地黃丸 + 疏經活血湯
（팔미지황환）（소경활혈탕）
+ 麻杏薏甘湯
（마행의감탕）

(각1포 × 2회)

근육통이 잘 나타날 경우에는 마행의감탕을 추가합니다.

✒ 수술×한방으로 완성도를 높이자!

천추외과 수술은 꽤 진화하고 있습니다. 본원에서도 수술 전, 꽤나 통증이 있던 하지 통증이 거짓말처럼 잡히고, 걸을 수 없었던 분들이 수술 후에 걸을 수 있게 되는 것을 보고는 합니다. 현대의학의 대단함에 감명을 받게 됩니다. 제가 목표로 하는 것은 정형외과 수술과 한약의 융합. 수술의 완성도를 높이는 보조요법을 모색하는 것입니다.

추체압박골절

고령자

젊은 사람

✎ 건강한 고령자의 압박골절에 대한 대응

　원래 제대로 잘 걸어 다니던 고령자의 압박골절은 근력이 유지되어 있기 때문에 골통이 그다지 없습니다. 따라서 치타박일방을 1일 1포 정도만 투약해도 3주 정도면 ADL이 자립상태가 됩니다. 또한 고령자는 척추골절로 체간부를 잘 움직일 수 없게 되면 배뇨장애(빈뇨나 무뇨)가 합병되는 경우가 있는데, 이럴 때 팔미지황환을 처방해두면 문제 발생을 미연에 방지할 수 있습니다.

기본

외상

추후증

염증

건·흉부

상지

하지

련·흉부

요·천추

스포츠

손상

주술기

고령자

병동

治打撲一方 + 八味地黃丸
(각1포 × 2회)

골절에 치타박일방. 노화의 제1선택약이며 진통 효과를 가진 부자가 들어 있는 팔미지황환입니다. 위장장애가 없는 사람에게 적합합니다.

治打撲一方 + 薏苡仁湯
(각1포 1회, 증상이 있을 시 복용)

골절에 치타박일방. 근육통에 의이인탕으로 대응합니다.

🦴 치타박일방의 작용

젊은 환자의 안정형 척추압박골절이라면 치타박일방을 복용하게 끔하면 대부분 수일~1주 정도에 통증이 소실됩니다. 양약 진통제와는 달리 치타박일방이 잡아내는 것은 과잉된 통증뿐입니다. 일상 동작 시 골절부에 강한 힘이 걸려버릴 때에 발생하는 경고성 통증까지 잡아내지는 않습니다.

천골, 미골골절

고령자

젊은 사람

🐦 잘 낫지 않는 미골골절

미골골절은 앉았을 때 골절부에 자극이 가해져 장기간 통증이 남게 됩니다. 10대 환자가 미골골절 후 3개월 이상 계속 아프다고 호소하며 내원했는데, 치타박일방 2주 복용 후 깨끗하게 개선되었다고 한 적이 있습니다. 장기간 NSAIDs나 파스를 사용하게 되면 오히려 치유를 늦출 가능성이 있으므로 주의가 필요합니다.

기본
외상
후유증
염증
건 흉부
상지
하지
경 흉추
요·천추
손상
스포츠
주술기
고령자
병동

 治打撲一方（치타박일방）＋八味地黃丸（팔미지황환）

（각1포×2회）

위장장애가 없는 고령자에게는 팔미지황환을 병용시킵니다. 둔부 신경통을
호소한다면 시호제인 을자탕(乙字湯)을 추가합니다.

 治打撲一方（치타박일방）＋薏苡仁湯（의이인탕）

（각1포×2회）

골절에 치타박일방. 천골부에는 많은 근육이 부착되어 있기 때문에 의이인탕
을 추가하여 근육통을 완화합니다. 신경병증성통증이 있다면 시령탕을 추가
합니다.

🦅 천골골절 후 신경손상

경미한 천골골절로도 지연성으로 천골신경총마비가 발생하는 경우가
있습니다. 배뇨장애가 발생해도 팔미지황환을 처방하면 지금까지 모든
증례에서 순조로운 회복이 이루어졌습니다. 또한 천골부에서 신경통이
발생한 경우에는 을자탕을 처방합니다. 신경통에 효과가 있는 시호제도
항문 주위 통증에 효과적입니다.

타박 및 관절의 스포츠 손상

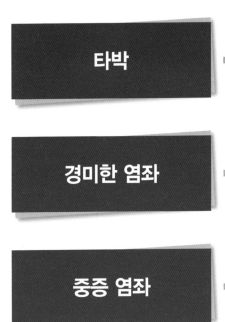

타박

경미한 염좌

중증 염좌

🦉 스포츠손상 시 치타박일방 활용 포인트

　스포츠 손상의 경우, 혈류가 좋지 않은 분이나 냉증이 있는 분들이 그다지 많지 않으므로 혈행개선약을 사용할 필요는 없습니다. 또한 치타박일방의 보험적용 병명은 타박이지만(역자 주: 일본 현황), 사실 골좌상에 더욱 효과적입니다. 수상기전, 압통 부위를 확인하여 뼈 데미지를 상정할 수 있는 병태에 사용하면 유효성이 더욱 높아집니다. 골절의 호전기전은 주로 야간에 작동되므로 야간(1일 1회)에 복용하게 해주세요.

桂枝茯苓丸加薏苡仁 ＋ 五苓散
(각1포×2회)

부종이 심할 때는 오령산을 추가합니다.

桂枝茯苓丸加薏苡仁 ＋麻杏薏甘湯
(각1포×2회)

내출혈을 잡는 계지복령환가의이인에 근육통을 잡는 마행의감탕을 합방한 근육통 세트 처방.

治打撲一方
(1포 1회, 저녁)

중증 염좌는 뼈 간의 충돌이 일어나 연골하골 손상을 동반합니다. 걸을 수 없는 염좌는 치타박일방의 적응증이 됩니다. 통증이 심하면 마행의감탕(1포 1회)을 통증이 있을 때마다 복용하도록 추가합니다.

🐦 방과 후 활동의 변천

제가 어릴 적은 '운동 중 물을 마시지 말라'고 하던 시대였습니다. 피로 골절도 많았던 것 같습니다. 15년 전에는 여성에게 철분제를 복용하게 하는 운동부가 나오기 시작했습니다. 지금은 프로틴(protein)이 추천되는 것 같습니다. 스포츠는 자신의 몸을 무너뜨리는 작업입니다. 제대로 영양을 섭취하지 않으면 버텨내기 어렵습니다.

소아의 스포츠 외상으로 인한 골절

제1선택약

피로골절

🖋 소아가 복용할 수 있는 한약의 양은?

    소아 골절의 경우, 치타박일방을 1일 1포 1회만 사용합니다. 2회 투약하지 않습니다. 한약의 특징적인 점은 나을 수 있는 계기를 만드는 것 아닐까 합니다. 1번만 등 떠밀어주면 그대로 치유 쪽으로 흘러가게 됩니다. 특히 치타박일방은 복용 첫 이틀이면 효과를 볼 수 있습니다.

治打撲一方
(1포 1회, 저녁)

손가락, 발가락, 손, 팔꿈치 등, 특히 전위 되지 않게 해야 할 골절에 1일 1회, 최소 3일 복용하게 합니다. 복용하기 싫어하는데 무리해서 복용할 필요는 없다고 부모에게 미리 설명합시다.

治打撲一方
＋薏苡仁湯
(각1포 ×2회)

과도한 트레이닝은 최근 꽤 줄었습니다. 하지만 피로골절이 발생했다면 골절이 잘 나을 수 있도록, 혈관신생 효과를 지닌 당귀를 추가할 목적으로 의이인탕을 병용하게 합니다.

🐦 소아에게 한약을 복용시키는 방법

소아의 경우, 한약을 복용시키려 하면 가루를 복용하기 싫어한다는 문제에 직면하게 됩니다. ①이 약은 빨리 낫게 해준다고 열심히 설명한다 → 운동을 하는 아이는 반응합니다. ②주스와 함께 복용해도 좋다고 설명한다 → 꽤나 효과가 있습니다. 특히 코코아에 타서 복용하게 하면 한약 특유의 맛이 줄어든다고 말해줍시다. ③3일만 복용하면 된다고 하면 울음을 그친다 → 이것도 의외로 효과적입니다.

칼럼 치타박일방이 효과가 있었습니다!

'치타박일방'이라 하면 신입 약사와 단둘이 영업하던 어느 일요일이 떠오릅니다. 신입 약사가 처방전을 움켜쥐고 와서는 '이상한 한자가 적혀있어요. 못 읽겠어요'라고 했습니다. 정형외과에서 나온 치타박일방이라 적혀 있는 처방전이었습니다. 환자는 NSAIDs와 파스를 적용 중이었던 것 같은데, 하루 전인 토요일부터 치타박일방이 추가되었던 것이었습니다.

치타박일방은 이름에도 '타박'이라고 적혀 있듯 염좌나 타박 등에 의한 붓기와 통증에 사용하는 처방입니다. 수상직후보다도 수일이 경과한 즈음부터 사용하도록 되어 있습니다. '대황이 들어 있기 때문에 연변, 설사 경향이 아닌지 확인해야 겠네요'라고 복약지도를 한 뒤 돌려 보냈습니다. 환자분과 신입 약사의 대화가 매우 흥미로워서 '신기해 보이는 약 같은데, 잘 복용해봅시다!'라며 신입 약사의 말을 끊다보니, 깜짝 놀라 얼굴이 파랗게 질렸던 기억이 납니다.

그 후 환자로부터 투서가 들어왔다고 해서 어떤 컴플레인일지 생각했는데, 웬걸 감사의 인사였습니다. 여러 약국을 방문했지만, 그 어디에도 약이 없어 곤란해 하고 있던 즈음, 매우 훌륭한 대응 덕에 약을 받아 귀가할 수 있었다는 내용이었습니다. 그리고 후일 '신기하게도 정말로 효과가 있었다!'며 일부러 약국에 와 보고를 해주었습니다.

약국 근무를 하던 즈음의 멋진 일화였습니다. 치타박일방은 효과가 있다는 임팩트를 딱 받았던 경험이었습니다.

[나카야마]

골단증

기본

외상

류마·...

염증

건·활...

상지

하지

경·흉...

요·천...

손상 스포츠

주술기

고령자

병동

<ruby>治<rt>치</rt>打<rt>타</rt>撲<rt>박</rt>一<rt>일</rt>方<rt>방</rt></ruby>

治打撲一方
(1포 1회, 저녁)

골막울혈을 잡는 느낌의 치타박일방이 유효합니다. Osgood–Schlatter병, 종골 골단증에 꽤 유효합니다.

🖋 과로(overwork)에도 프로틴

과로에 의해 근육수축이 많이 발생하면 종방향으로의 신장이 악화됩니다. 또한 근육을 자주 사용한 뒤 그대로 방치하면 근섬유가 짧아진 채 회복반응이 일어나 신장이 악화되기 때문에 스트레칭이 중요합니다. 가장 중요한 것은 영양입니다. 철분 같은 미량원소, 프로틴이 필요량 이상으로 보급되고 있는지 계산해봅시다.

2017년 Nature에서 '예로부터 현재까지 사용되어 온 중약의 중성약 개발 시 임상시험 면제'라는 중국의 중의약법 개정에 우려 섞인 논설을 실었습니다. 이 논설이 국내에 전해지며 한국 한약 관련 임상시험 규정에 관해서도 설왕설래가 있었습니다. 한약에 부정적인 의견을 갖고 계신 분들은 "한약제제는 기성서적에 기록되어 있으면 임상시험이 없어도 된다고?! 유효성, 안전성 평가와는 아무 관계도 없이 말이야?!"라고들 합니다. 하지만, 이 말은 정확히 반은 맞고 반은 틀립니다.

'가미귀비탕 엑스제'를 예로 들어 보겠습니다. '가미귀비탕의 적응증'은 "허약 체질로 혈색이 좋지 못한 사람의 다음과 같은 증상: 빈혈, 불면증, 정신불안, 신경과민"으로 되어 있습니다. 이 적응증은 식약처가 임상시험 없이 인정한 것입니다. 왜? 기성서적에 기록된 적응증이고, 이 적응증대로 그동안 사용되어 왔기 때문입니다. 그런데, 한 연구자가 이런 생각을 합니다.

"내가 써 보니, 체력저하에도 좋은 것 같은데? 체력저하도 적응증에 추가해야겠어!"

그럼 이때도 바로 체력저하에 적용할 수 있는 약이 될까요? 아닙니다. 임상시험을 통해 체력저하 관련 효과를 인정받아야만! 적응증 추가 가능합니다.

사실 기성 한약처방의 제형변화의 과정을 신약개발로 오인해서 유효성, 안전성 평가 없이도 만사형통이냐는 질문이 나오는 것입니다. 가미귀비탕에 이 세상 어디에도 기록이 없던 새로운 약이었다면 당연한 비판일 수 있겠지만, 실상은 그렇지 않은 것입니다.

(권승원)

경골 과로성 골막염(shin splint)

기본
외상
후유증
염증
건·활부
상지
하지
경·흉추
요·천추
손상 스포츠
주술기
고령자
령동

마 행 의 감 탕 　 계 지 복 령 환 가 의 이 인
麻杏薏甘湯＋桂枝苓笭丸加薏苡仁
(각1포×2회)

근육통 세트입니다. 골막통증이지만 치타박일방 만으로는 효과가 충분치 않습니다. 근육의 뻣침은 마행의감탕으로 개선할 수 있습니다.

🐦 shin splint란?

shin splint는 '운동 시 및 운동 후 경골중앙에서 원위 1/3 내측후방을 중심으로 종으로 길게 통증이 일어나는 과로성 장애' '가자미근, 후경골근, 장모지굴근 등과 같은 족관절을 저굴시키는 근육과 근막에 반복적으로 가해지는 견인에 따른 경골 골막의 염증입니다'(일본정형외과학회 홈페이지에서 발췌 인용).

당연히 제가 한약을 처방하기 시작했던 당시에는 언제나 단제 투여로 처방했습니다. 하지만 효과가 잘 나지 않아 당시 막 발매되기 시작했던 셀레콕시브와 병용시키기도 했습니다. 그래도 환자의 반응은 그다지 좋지 않았습니다. 2주 후 재진을 할 때 '별로 효과는 없는 것 같아요. 근데 복용하기 너무 힘들어서 더 안주셔도 될 것 같아요'라는 말을 자주 들었습니다. 그래서 시작하게 된 방법이 다음과 같습니다.

①되도록 NSAIDs 병용은 피하도록 지도합니다

사실 이 점은 저로선 전혀 저항감이 없던 방법입니다. 저희 의국인 스포츠 정형외과에서는 골유합을 저해시킨다는 이유로 주술기에 NSAIDs를 사용하지 않고 있습니다. 수술 효과를 100%로 올리기 위해 사용하지 않는 것입니다. 처음에는 그렇게까지 하지 않아도……라고 생각했지만, 실제로 매일 만나는 환자분들은 기력이 왕성했습니다. 그 경험을 통해 어느 날인가 NSAIDs는 중단시키고 한약만 처방해보니 극적으로 반응이 달라졌습니다. 확실히 혈류를 막는 NSAIDs와 국소의 혈류를 개선(어떤 의미에서는 부활)시키는 한방은 상성이 좋지 않은 것 같습니다. 그 이후, 외상 환자에서는 되도록 병용하지 않도록 하고 있습니다.

②한약을 세트로 처방

통증이 있을 때, 마황제를 쓰더라도 워낙 혈행이 좋지 않다면 한약이 효과를 내지 못합니다. 역으로 혈행을 개선시키는 한약만 처방하면 자각증상인 통증이 잘 잡히지 않습니다. 그래서 이 책에서는 이 두 점을 반영하여 처방 세트를 소개해두고 있습니다.

③어떤 방식으로든 복용해주세요

식후, 식전 관계없이, 너무 맛이 없으면 커피, 콜라, 코코아에 녹여서라도 복용하게 하고 있습니다.

[Dr. T]

성장통(소아 사경 급성기에도)

기본
외상
후유증
염증
견·흉부
상지
하지
경·흉부·천추
손상·스포츠
주·술기
고령자
병동

작 약 감 초 탕
芍藥甘草湯
(1포 1회, 증상 있을 시 복용,
1일 2회까지)

밤에 아파서 우는 아이들에게도 복용시킵니다. 맛이 달기 때문에 가루로 주더라도 대부분의 아이들이 잘 복용합니다.

🖊 유아 진찰 테크닉

유아의 목이 굽어 있다고 호소하며 진료를 받으러 오는 경우가 있습니다. 환축추 회선위 고정이라는 선택지가 있음을 염두에 두고 우선은 안정, 경과 관찰하게 됩니다. 진찰실에서 작약감초탕을 복용하게 하면 집에 도착하기 전에 벌써 낫기도 합니다. 또한 밤에 다리가 아파 우는 유아도 작약감초탕을 투약하면 진정되어 잠을 자게 되기도 합니다.

허약한 젊은 여성의 외상

타박, 피하출혈, 혈종

염좌, 관절통, 근육통

관절수종도 있음

🐦 당귀작약산 미인

당귀작약산이 잘 맞는 미인상이 있다고 합니다. 피부가 희고, 근육이 적고 가녀리며, 약간 붓는 느낌의 호리호리한 여성을 가리킵니다. 그런 느낌의 환자이면서 피부가 연약하고, 피하출혈, 부종이 심하고, 냉증이 있으면서 NSAIDs도 잘 복용하지 못할 때, 외상에 대해서도 처방합니다.

당 귀 작 약 산
當歸芍藥散
(1포 × 2회)

원래는 계지복령환가의이인이 좋겠지만, 체력을 고려하여 당귀작약산으로 변경해두었습니다.

의 이 인 탕
薏苡仁湯
(1포 × 2회)

근육, 관절통이 있을 때. 본래는 마행의감탕 적응증에 해당하지만, 체력을 고려하여 당귀가 들어 있는 의이인탕으로 변경했습니다.

방 기 황 기 탕
防己黃耆湯
(1포 × 2회)

원래는 월비가출탕 적응증이지만, 의이인탕의 마황이 위에 주는 부담을 고려하여 방기황기탕으로 변경했습니다.

✎ 당귀작약산 여성과 노쇠 고령자

당귀작약산이 잘 맞는 가녀린 여성의 타박에는 치타박일방, 계지복령환가의이인이 잘 듣지 않습니다. 허약한 젊은 여성에게 맞는 한약은 당귀가 들어있으며 부종을 잡는 당귀작약산이므로, 당귀작약산만 처방합니다. 관절통에 의이인탕, 속 불편감이 있으면, 방기황기탕으로 변경합니다. 당귀작약산과 방기황기탕 병용도 OK입니다.

수술 전 루틴

제1선택약

부전골절,
골편접촉 있음

🖋 DVT 예방약은 없습니다

　수술 전에 DVT(심부정맥혈전증) 위험이 높은 분들에게 예방약을 쓰고 싶지만, 출혈 경향을 높이지 않고 예방할 수 있는 약은 없습니다. 한약과 관련된 대규모 임상시험 근거는 없지만 혈전용해 효과가 있을 것으로 생각합니다. 수술 전, 수술 후에 사용해도 손해 볼 일은 없다고 생각합니다. 수술 후에는 창부 혈종제거 속도를 빠르게 합니다. 좋은 점 일색이므로 사용을 추천할 수밖에 없습니다.

桂枝茯苓丸加薏苡仁
계 지 복 령 환 가 의 이 인

(1포 × 2회)

골절이라면 초진 때부터 시작. 계지복령환가의이인이 없다면 계지복령환도 OK.

治打撲一方
치 타 박 일 방

(1포 × 2회)

뼈끼리 접촉이 있어 통증이 생겨버릴 때, 대퇴골경부골절 등과 같은 관절 내 혈종에도 유효합니다.

환자도 나도 놀라!

아킬레스건 파열 보존 기간 중 깁스를 적용한 하지에 혈전 발생, 뇌경색으로 쇼크 상태에 놓여 CCU에 긴급 입원한 환자에게서 협진 요청이 왔습니다. 왕진해보니 깁스 고정 측 다리가 빵빵하게 울혈되어 있었습니다. 발생 5일째부터 계지복령환가의이인을 시작. 다음날 봐 보니 하지부종이 개선되어 1주 만에 원래대로 돌아왔습니다.

수술 후 루틴

제1선택약

속 불편감

🐦 수술 후 염증의 기본 세트

수술 후 염증을 진정시키는 한약은 계지복령환가의이인+월비가출탕+
시령탕 세트입니다. 외상 수술의 경우에는 수상 직후 바로, 인공관절이나
척추는 수술 후 바로 복용하게 합니다. 족관절부 수술 전에는 월비가출
탕을 반드시 처방하여 족부 수포형성을 줄이게 노력하고 있습니다.

桂枝茯苓丸加薏苡仁
계 지 복 령 환 가 의 이 인
＋越婢加朮湯＋柴苓湯
월 비 가 출 탕   시 령 탕
(각1포×2회)

염증을 막는 최고의 세트입니다. 계지복령환가의이인은 혈종, 혈전 예방에, 월비가출탕은 열, 부종, 통증에, 시령탕은 신경부종에.

桂枝茯苓丸加薏苡仁
계 지 복 령 환 가 의 이 인
＋防己黄耆湯＋五苓散
방 기 황 기 탕   오 령 산
(각1포×2회)

제1선택약 조합을 복용했을 때, 속이 불편하다면 월비가출탕을 방기황기탕으로, 시령탕을 오령산으로 변경합니다.

🖋 시령탕의 매력

시령탕은 신경병증성 통증 처방인데, 수술 후에도 사용합니다. 수술로 가는 혈관이 잘리고, 신경이 노출되게 되는 경우도 있기 때문입니다. 시령탕은 사실 간질부종과 염증을 개선시킨다는 이미지도 있습니다. 창상부에서의 삼출액이나 수막 누출도 억제할 수 있습니다. 염증을 자연스레 억제하는 힘이 있습니다.

경추, 견관절 수술 후

갈 근 탕　　시 령 탕
葛根湯＋柴苓湯
계 지 복 령 환 가 의 이 인
＋桂枝茯苓丸加薏苡仁
(각1포×2회)

수술 후 당분간은 갈근탕 대신 월비가출탕을 사용해도 괜찮습니다. 경추 후방의 근육통, 근육당김이 지속된다면 갈근탕의 적응증이 됩니다.

🦅 척추외과와 한약의 상성

수술 중에는 경막손상을 체크, 수술 후에는 수액을 체크, 그리고 수술 후 혈종이 저류되어 있지 않은지를 신경 쓰며 자주 배액을 체크하게 되는 척추외과 선생님들을 보면 항상 머리가 숙여집니다. 조금이라도 편하게 하기 위해 항상 한약으로 수액이나 혈종 조절을 미력이나마 돕고 있습니다. 모두들 꼭 사용해봐 주세요.

건 봉합술 후

기본
외상
홍운중
염증
건봉부
상지
하지
경후요천부
스포츠상
주술기
고령자
병동

<ruby>薏苡仁湯<rt>의 이 인 탕</rt></ruby>＋<ruby>桂枝茯苓丸加薏苡仁<rt>계 지 복 령 환 가 의 이 인</rt></ruby>
薏苡仁湯＋桂枝茯苓丸加薏苡仁
(각1포×2회)

건초염 기본 세트. 특히 수부 외과 영역의 건봉합을 대상으로 합니다. 건조직의
혈행불량을 커버한다는 의미에서 당귀를 쓰며, 혈종제거를 위해 계지복령환가
의이인을 추가합니다.

🖋 수술은 염증을 일으킵니다

건조직은 혈류가 적어 건봉합 후에도 장기간 고정이 필요합니다. 재파
열에 대해 신경 쓰면서도 역으로 유착이나 가동역 제한이 발생할 것을
고려하지 않을 수 없습니다. 혈류나 염증을 정상화하는데 장점을 가지고
있는 것이 한약입니다. 상기 세트는 건초염에 사용되는 조합입니다. 건초
염이 정상화될 정도라면 수술 후 정상화도 기대해 볼 수 있지 않을까요?

수술 후 재활

2~3주까지

2~3주 이후

재활할 때 한약을 사용하려면 마황제를 잘 써야한다

재활 시 한약은 근육의 회복에 따라 마황제를 잘 써야합니다. 하지골절에서 깁스를 제거하고 재활을 시작할 때 반드시 계지복령환가의이인을 병용. 이 시기에 재활을 하다보면 그동안 사용하지 않았던 근육이 새롭게 자극을 받기 때문에 매회 근복부가 당기며, 팽팽해지는 듯한 통증 호소가 심하게 나타납니다. 2~3주간 통증의 종류가 변합니다.

麻杏薏甘湯
(마 행 의 감 탕)

＋桂枝茯苓丸加薏苡仁
(계 지 복 령 환 가 의 이 인)

(각1포 × 2회)

수술 후 조기 재활 시작 시기부터 근육의 붓기가 잡히는 2～3주까지. 마행의 감탕은 근육부종을 동반한 통증에 대한 처방인데, 급성기 근육통에 효과적입니다.

薏苡仁湯
(의 이 인 탕)

＋桂枝茯苓丸加薏苡仁
(계 지 복 령 환 가 의 이 인)

(각1포 × 2회)

2～3주면 근섬유가 늘어나게 됩니다. 의이인탕에 함유된 당귀가 혈관을 재건하여 근육을 튼튼하게 만들어주는 이미지의 효과를 냅니다.

🥄 의이인탕은 당귀가 들어 있는 마황제

아급성기에는 근섬유가 늘고 관절 등의 가동역도 확대되는 단계가 됩니다. 급성기 통증과는 달리, 훈련하는 과정 속에서 약한 근섬유발 통증과 가동역이 확대됨으로써 당겨지는 상황에 놓인 건과 인대, 관절주위의 통증으로 변해갑니다. 그때 사용할 수 있는 의이인탕은 통증이 발생한 부분을 회복시키면서 근육을 회복시켜 가는 이미지의 처방입니다.

하지 허혈, 괴저로 인한 절단술

수술 전

수술 후

🐦 수술 전 소경활혈탕

　본원은 순환기가 메인인 전문병원으로 하지 동맥폐색 카테터를 활용한 동맥재개통 수술을 많이 하고 있습니다. 족부괴저가 있는 분들도 많고, 정형외과에서 절단술도 매달 1건은 기본으로 하고 있습니다. 수술하게 되는 환자들은 원래 조혈상태에 놓여 있던 것이기 때문에 배양 결과도 기다리면서 소경활혈탕으로 혈행을 높여보도록 합시다.

桂枝茯苓丸加薏苡仁
<small>계　지　복　령　환　가　의　이　인</small>
＋疎經活血湯
<small>소　경　활　혈　탕</small>
(각1포×2회)

수술 전은 폐색성 동맥경화증에 의해 조혈(阻血)이 있는 병태입니다.

桂枝茯苓丸加薏苡仁
<small>계　지　복　령　환　가　의　이　인</small>
＋疎經活血湯＋柴苓湯
<small>소　경　활　혈　탕　　　시　령　탕</small>
(각1포×2회)

절단부는 혈관 회복이 지연되기 때문에 부종과 삼출액이 많아집니다. 따라서 시령탕으로 대응합니다. 혈종은 계지복령환가의이인으로 흡수시킨다는 생각으로 사용합니다.

✎ 수술 후 시령탕

절단술의 경우, 신경 그 자체가 절단되기 때문에 환지통 예방도 겸해서 시령탕을 처방합니다. 절단부 피하에 배액관을 넣습니다. 원래부터 혈류가 좋지 않은 부위이다 보니 회복이 늦고 삼출액과 혈청 성분이 흘러넘칩니다. 그 때문에 간질부종을 잡는 의미에서라도 시령탕은 유효합니다. 계지복령환가의이인과 소경활혈탕은 수술 전부터 시작하여 장기간 지속적으로 사용해 갑니다.

운동기능저하증후군, 근감소증, 노쇠

운동기능저하증후군

근감소증

노쇠

🪶 운동기능저하증후군과 노쇠의 차이

운동기능저하증후군, 근감소증, 노쇠의 차이를 알고 계신가요? 운동기능감소증후군은 정형외과 의사의 눈높이에 딱 맞는 질환입니다. 근골격계 기능이 가능한지 아닌지를 판정합니다. 근감소증은 근육을 평가합니다. 노쇠는 인간다움, 인지기능도 포함하여 고령자로서 어떤 상태인지를 평가하는 것입니다. 모두 한약이 미묘하게 잘 맞습니다.

八味地黃丸
(八味地黃丸)

(1포 × 2회)

근골격계, 비뇨기계 기능저하에 따라 하지가 불안정한 분, 요부척추관협착증
증상으로 배뇨장애가 있는 분들에게.

補中益氣湯
(補中益氣湯)

(1포 × 2회)

식욕부진으로 기력, 체력이 더 떨어진 분들에게.

人蔘養榮湯
(人蔘養榮湯)

(1포 × 2회)

운동기능과 함께 인지기능, 소화 기능 저하가 있는 분들에게.

🥄 팔미지황환, 보중익기탕, 인삼양영탕

　팔미지황환은 하반신기능(근골격계, 비뇨기계)을 유지시킵니다. 식사
를 잘한다는 것을 전제로 사용할 수 있는 처방으로 소화기 기능이 나쁘
면 복용하지 못하기도 합니다. 보중익기탕은 식욕회복을 돕습니다. 인삼
양영탕은 인지기능, 소화기기능, 신체기능 모두가 떨어져 있는 경우를 어
떻게든 유지시켜 힘을 내게 하는 효과를 지닌 처방입니다.

고령자 하지통증

허리와 무릎 통증

휠체어를
타고 와서 진료

🔖 허리와 무릎 통증에

고령자가 자주 호소하게 되는 '허리와 무릎 문제 기본 세트'는 팔미지황환+의이인탕입니다. 팔미지황환은 허리와 그 이하의 신경통에, 그리고 의이인탕은 슬관절통에 대처할 수 있는 한약입니다. 골다공증 외래에서 자주 처방하게 되는 조합입니다. 어깨~상지에 걸친 통증 호소도 있다면 팔미지황환+갈근탕으로 변경합니다.

<ruby>八<rt>팔</rt></ruby><ruby>味<rt>미</rt></ruby><ruby>地<rt>지</rt></ruby><ruby>黃<rt>황</rt></ruby><ruby>丸<rt>환</rt></ruby>
＋<ruby>薏<rt>의</rt></ruby><ruby>苡<rt>이</rt></ruby><ruby>仁<rt>인</rt></ruby><ruby>湯<rt>탕</rt></ruby>
(각1포×2회)

허리와 무릎 통증 세트.

<ruby>大<rt>대</rt></ruby><ruby>防<rt>방</rt></ruby><ruby>風<rt>풍</rt></ruby><ruby>湯<rt>탕</rt></ruby>
(1포×2회)

관절 파괴의 결과. 구축도 있어 일상생활이 힘든 분들에게.

🖋 걸을 수 없는 환자에게 대방풍탕, 걸을 수 있는 환자에게 팔미지황환

대방풍탕은 걸어서 외래에 올 수 없는 환자용입니다. 관절변형이 심하고, 실내에서는 어떻게든 조금 걸어 다닐 수 있더라도, 실외에서 장시간 걷는 것은 무리인 분, 가족들이 휠체어를 밀어주면서 내원한 분들이 여기 해당합니다. 이전부터 입이 짧다는 점과 냉증이 심한 것, 통증 호소가 심해 지쳐있다는 것이 특징입니다.

고령자 골절입원(급성~아급성기)

보행곤란, 배뇨장애

식욕부진

섬망, 치매

　골절이므로 우선 기본으로 치타박일방을 사용합니다. 1포 1회면 충분합니다. 복용 부담을 분산하고자 하는 의도로 점심 식사 후 복용을 추천합니다. 확실한 골유합을 목표로 하며 합병증이 일어나지 않게 하기 위해서는 NSAIDs 복용을 되도록 피하게 합니다. 입원 적응증에 해당하는 골절의 경우, 고령자의 기능이 되도록 떨어지지 않게 하는 것이 중요합니다. 팔미지황환을 제1선택약으로 하여 체간 및 하지 운동기능을 유지하도록 합니다.

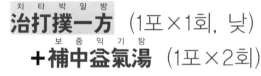

치　타　박　일　방
治打撲一方 (1포×1회, 낮)
　　　　　　　팔　미　지　황　환
+八味地黄丸 (1포×2회)

골절에 기본인 치타박일방에 하반신 기능저하에 대한 팔미지황환을 추가합
니다.

치　타　박　일　방
治打撲一方 (1포×1회, 낮)
　　　　　　보　중　익　기　탕
+補中益氣湯 (1포×2회)

골절 입원 후, 식욕이 사라져버린 분들을 위한 세트입니다.

치　타　박　일　방
治打撲一方 (1포×1회, 낮)
　　　　억　간　산
+抑肝散 (1포×2회)

골절 입원 후, 인지기능이 저하되어 불안정 상태에 놓인 분들을 위한 세트입
니다.

🔪 기본은 초로기 전용 처방인 팔미지황환

　팔미지황환의 지황이 소화기에 부담이 되는 분들이나 입원 후 식욕이
사라져 버린 분(소화기능저하형)에게는 보중익기탕을 사용합니다. 식욕
을 회복시키며, 기력을 올려 재활에 적극성을 띨 수 있게 만듭니다. 입원
시 인지기능저하가 우려되는 분에게는 억간산을 처방합니다. 소화기능이
괜찮다면 팔미지황환을 병용하게 합니다.

고령자 입원 & 재활

| 근력저하, 통증 |

| 식욕부진 |

| 불면 |

고령자 하반신 통증, 재활을 위한 세트

급성기를 지나 재활을 메인으로 하게 되면 치타박일방은 종료합니다. 근육통을 완화하고, 근육이 잘 붙게 하기 위해 의이인탕을 기본처방으로 하여 처방합니다. 의이인탕은 혈관신생을 시키는 이미지의 당귀를 함유한 근, 관절 진통제입니다. 여기에 운동기능 회복을 촉진하기 위해 팔미지황환을 추가합니다.

薏苡仁湯 + 八味地黃丸

(각1포 × 2회)

하반신 근력저하, 근육, 관절통에.

薏苡仁湯 + 補中益氣湯

(각1포 × 2회)

식욕이 안정되지 않은 분들은 그대로 보중익기탕을 유지하게 합니다.

薏苡仁湯 (1포 × 1회, 아침)
+ 抑肝散 (1포 × 1회, 저녁)

밤에 잠을 이루지 못하는 분들에게.

🖋 세세한 사용방법

입원 중 식욕, 소화기능이 떨어져 보중익기탕을 처방한 분들에게는 마황으로 위장이 황폐해지지 않도록, 식사를 어느 정도 할 수 있게 되면 의이인탕을 추가합니다. 보중익기탕을 복용하면서 배에 힘이 들어가게 되면 재활에도 유용합니다. 불면으로 억간산을 처방하게 된다면 의이인탕을 아침에만 복용하게 추가합시다. 마황에는 흥분작용도 있기 때문입니다.

식욕부진

입원 후부터

입원 전부터

원래 입이 짧다

🐦 황기와 인삼을 함유한 한약, 삼기제

위 3처방은 소화기능이 약한 분들을 위한 유명한 삼기제입니다. 이 중 정형외과에서 자주 사용하는 것은 보중익기탕입니다. 상처나 수술이 계기가 되어 일시적으로 잘 먹지 못하게 되는 분들이 많기 때문입니다. 또한 시호를 함유하여 정신적 불안을 해소하고, 재활에도 적극성을 띨 수 있게 합니다. 식욕을 회복시켜 기운을 올리는 처방입니다.

보 중 익 기 탕
補中益氣湯 (1포×2회)

일시적인 식욕부진을 개선합니다. 복근(체간)이 튼튼해지게 합니다.

인 삼 양 영 탕
人蔘養榮湯 (1포×2회)

서서히 약해져 가는 분들을 위해 처방을 합니다. 사지냉증, 설사, 흡인성 폐렴 후에도 좋습니다.

십 전 대 보 탕
十全大補湯 (1포×2회)

원래 위암 수술 후 등으로 위장기능이 떨어져 버린 분들에게. 효율적인 영양 흡수를 도와 각종 영양소가 사지말단, 피부까지 효과적으로 운반되게 하는 효과를 가지고 있습니다.

🖋 초고령자의 소화, 영양을 유지시키는 한약

시설에서 생활하는 휠체어를 타는 초고령 치매환자의 경우, 대퇴골 수술 후, 안정되면 바로 시설로 돌아가게 되므로 입원 중에는 소화, 영양상 태를 유지할 목적으로 인삼양영탕을 처방합니다. 십전대보탕은 위장기 능이 원래부터 떨어져 있는 분들을 위한 처방으로 장기간 복용시키며 경 과 관찰합니다.

소화기증상

구역감

목에 뭔가 걸린 것 같음

속 불편감

🐦 병동에 상비해두면 좋은 한약

병동에 두면 가장 좋은 한약은 반하사심탕입니다. 노로바이러스 감염 같은 중증 구토, 설사에 모두 사용 가능합니다. 배가 너무 부른 듯하다며 위장약을 달라고 하면 육군자탕, 추체골절 수상 후에는 위장기능이 떨어지므로 팔미지황환에 병용하게 하기도 합니다.

기본
외상
후유증
염증
건강
상지
하지
견관절
요·천추
손상
스포츠
추·슬기
고령자
병동

半夏瀉心湯
반 하 사 심 탕

(1포 1회, 증상 시 마다 복용, 1일 3회까지)

순수하게 구역감을 조절할 목적으로 사용합니다. 지사제로써의 역할도 있으므로 병동에 비치해두면 매우 편리한 처방입니다.

半夏厚朴湯 (1포×2회)
반 하 후 박 탕

심인성 스트레스 징후로 나타나는 증상입니다. 그 외 기침을 멈춰주는 용도로도 사용 가능합니다.

六君子湯 (1포×2회)
육 군 자 탕

먹으면 바로 배가 불러오는 위(胃) 확장장애에 유효합니다. 식욕이 있더라도 조금씩밖에 먹지 못하는 분들에게도 좋습니다.

목에 뭔가 걸린 것 같은 느낌과 기침 억제에 반하후박탕

반하후박탕은 신경이 날카롭고 가녀린 고령자에게 부작용 없이 안전한 안정제로서 사용할 수 있습니다. 자책을 많이 하는 경향인 분들에게 적합합니다. 불안해서 자지 못하며, 가슴이 눌리는 듯하다는 전흉부 호소를 자주 하는 경향이 있습니다. 간단한 기침 억제 효과를 가지고 있으므로 야간에 다른 병상에 계신 분들에게 폐를 끼칠까봐 기침이 멈췄으면 좋겠다고 하는 분들에게도 사용할 수 있습니다.

불면, 불안

불면, 소리가 나면 각성

고령자의 초조함

위장장애

✎ 불면과 두근거림

　시호가용골모려탕에는 안정효과를 지닌 시호가 다량 함유되어 있습니다. 입원해 있을 때, 원래 불면 경향이었던 분들은 상당히 괴롭습니다. 본원 순환기내과에서 부정맥 환자의 두근거림, 전흉부 두근거림과 같은 증상 그 자체에 시호가용골모려탕을 사용하는 것을 보더라도 서양의학의 한계를 보완할 수 있는 한약은 상당히 대단하다고 생각합니다.

柴胡加龍骨牡蠣湯
<small>시 호 가 용 골 모 려 탕</small>
(1포×2회)

자다가 소리가 들리면 바로 신경이 쓰여 눈을 떠버리게 되는 분들에게.

抑肝散 (1포×2회)
<small>억 간 산</small>

인지기능저하, 초조, 불안에.

抑肝散加陳皮半夏
<small>억 간 산 가 진 피 반 하</small>
(1포×2회)

진피와 반하를 추가한 억간산입니다.

🖋 억간산 사용법

   억간산은 원래 아이들 야간울음 처방이며 밖으로 발산하는 듯한 호소를 대상으로 하는 한약입니다. 조그마한 할머니가 분노를 표출하며 부들부들 떨고 주위 사람들에게 시끄럽게 달려드는 듯한 이미지가 전형적인 적응증입니다. 억간산가진피반하는 소화 기능이 좋지 않은 분들에게 유효합니다.

욕창

| 당뇨병, 투석, 폐색성 동맥경화증 |

| 위장기능저하 |

| 인지기능저하, 쇠약 |

🦉 욕창에 소경활혈탕을

사물탕은 혈행을 개선합니다. 또한, 피부에 새롭게 혈관을 재생시키는 이미지로 기미에도 효과를 보입니다. 그 사물탕의 구성약재를 모두 함유하고 있는 것이 소경활혈탕. 피부뿐 아니라 전신에 혈을 운반합니다. 폐색성 동맥경화증이나 투석으로 혈관이 너덜너덜해져 혈행장애가 생긴 분들의 욕창에는 이 처방뿐입니다. 투석환자에게도 기본적으로 동일 용량으로 사용할 수 있습니다.

疎經活血湯 <small>소 경 활 혈 탕</small> (1포 × 2회)

사지말단의 피부까지 혈류를 보내는 이미지의 한약. 피부색이 좋지 않은 분들에게 효과적.

 十全大補湯 <small>십 전 대 보 탕</small> (1포 × 2회)

소화기암 수술 후 소화기능이 떨어지고, 흡수력이 좋지 않은 분들에게.

 人蔘養榮湯 <small>인 삼 양 영 탕</small> (1포 × 2회)

고령자의 전신적 노화, 쇠약에. 위장기능을 향상시키며, 말단으로의 혈류를 유지시킵니다.

🥄 유지약, 회복약

인삼양영탕은 쇠약해진 고령자에게 처방합니다. 인지기능과 활동성이 모두 떨어지므로 욕창 합병도 많으나 욕창이 순식간에 낫는 것은 아닙니다. 이전부터 식사를 하면 소화흡수가 잘되지 않는 분들의 욕창에는 십전대보탕을 병용시키면 점차 육아가 풍성해져 치료되게 됩니다. 매우 신기합니다.

감기

종합감기약

진해제

목이 까끌까끌,
마른기침

기침 시 가래가 나옴,
폐기종 있음

병동상비약으로 추천할만한 한약

　한약을 사용하기 시작할 즈음, 병동 상비약으로 간단히 처방할 수 있는 감기약을 탐색하던 때, 전문의 선생님이 추천해준 것이 바로 한약이었습니다. 실제로 마치 종합감기약 같은데, 위 리스트 중에서 일단은 처방해 볼 수 있습니다. 효과가 충분치 않다면, 그때 추가 처방을 내도 좋겠습니다.

<ruby>蔘蘇飮<rt>삼 소 음</rt></ruby> (1포×3회)

한방 종합감기약입니다.

<ruby>半夏厚朴湯<rt>반 하 후 박 탕</rt></ruby> (1포×2회)

항상 헛기침을 하고 싶음. 목에 뭔가 걸린 느낌을 호소하는 경우 유효합니다.

<ruby>麥門冬湯<rt>맥 문 동 탕</rt></ruby> (1포×2회)

격심한 마른기침에. 목과 입안을 윤택하게 하는 효과가 있습니다.

<ruby>淸肺湯<rt>청 폐 탕</rt></ruby> (1포×2회)

감기 후, 가래가 대량으로 나오는 기침이 있을 때. 폐기종이 있는 분의 야간 가래와 기침에도 유효합니다.

최고의 한약, 청폐탕과 시박탕

한약 중 가장 효과가 좋아 보이는 약이 무엇인지 물어보면 청폐탕과 시박탕이라고 답합니다. 청폐탕은 만성기관지염이나 폐기종에, 만성적으로 야간에 가래가 끓으며 기침이 나는 증상에 수면 전 1포씩 복용하게 하면 반응이 좋습니다. 이렇게 한약은 키워드로 사용할 수 있다는 것이 매우 흥미롭습니다. 그 외 시박탕도 야간 기침 천식에 수면 전 1포씩 사용해 볼 수 있습니다.

일본에서 무술이나 뭔가를 배울 때 능숙해지는 과정을 '수파리(守破離)'라고 합니다. '수(守)'는 철저히 따라 하는 것입니다. 그리고 다음 단계가 '파(破)'로 조금씩 깨고 나오는 것입니다. 수정 또는 진화, 진보 등을 가하는 것입니다. 마지막 단계가 '리(離)'인데, 완전히 별도의 세계를 그리는 것입니다.

제가 한방에 수파리 순으로 능숙해져 갔습니다. 우선 스승인 마츠다 구니오 선생의 처방방법을 철저히 따라 하며《플로차트 한약치료》를 출판했습니다. 마츠다 구니오 선생을 따라 하면서 발매 후 10년 이상이 경과를 했는데, 틀린 점은 없어 보입니다. 플로차트는 누구라도 과거를 버렸다면 할 수 있는 것이었습니다. 하지만 과거의 주박(呪縛: 굴레 혹은 저주)에서 헤어 나오지 못했고 누구도 하지 못했습니다. 저는 마츠다 구니오 선생에게 '다양한 한방이 있으면 좋지'라는 말을 듣고, 출판했습니다. 처음으로 전통적인 한방진료 형식을 띄지 않고 처방을 나열만 해둔 서적이었습니다. 하지만 당시에는 누구도 그것을 해본 적이 없었습니다.

그리고 '파에 해당하는 것이《3초 만에 알 수 있는 한방 룰》입니다. 마츠다 구니오 선생을 '수'로 두고 그 위에 제가 진보시킨 '파'를 추가한 저 나름의 책입니다. 모든 것을 통째로 외우던 지식을 약재구성을 통해 한약의 성질을 유추하는 방법으로 정리한 것입니다. 이 방법으로 누구라도 한방 숙련자가 될 수 있게 되었습니다.

그리고 저의 '리'는 마츠다 구니오 선생이 사용하지 않았던 약재인 괴이를 가미하는 것입니다. 상세한 설명은《항암 근거를 가진 약재 괴이》라는 책을 참고해 주세요.

[니미]

마치며

2022년은 제게 있어 한약을 바라보는 시각이 크게 변한 1년이었습니다.

먼저 Dr. T라는 이름을 갖게 된 것. 봄에 인연이 닿아 니미 마사노리 선생의 YouTube 채널 〈漢方.jp〉에서 '근골격계 질환에 듣는 한방'이라는 제목으로 월 1회 강연을 하게 된 것입니다. '나 같은 초심자가 감히 어떻게…'라는 생각에서 방송 시에는 Dr. T라는 가명을 사용했습니다.

또 하나는 이 플로차트입니다. 방송이 시작되자 조금씩 서적 발행을 추천하는 코멘트를 받게 되었습니다. 처음에는 '농담하지 마세요!'라고 생각했지만, 어느 날, 니미 선생이 직접 집필 의뢰를 해주셨습니다. 이전부터 애독 중이던 플로차트 시리즈, 그 〈정형외과〉 편을 맡다니 황송할 뿐이었지만 흔쾌히 받아들였습니다.

근골격계 통증을 다루는 정형외과는 통증외과라고도 불리지만, 외과적으로 통증을 잡을 수 없는 환자분들, 그리고 다수의 수술 적응증에 해당하지 않는 통증에 이른바 '정형내과'적으로 어떻게 치료를 해갈 것인가가 매우 중요합니다. 하지만 대부분의 정형외과 의사들이 소위 진통제라는 약만을 무기로 삼기에는 너무 부족하지 않나 하고 생각합니다. 그럴 때 꼭 한약을 하나의 선택지로 삼길 바라는 마음으로 이 책을 썼습니다.

이 책의 플로차트 해설에는 처방에 도움이 되도록 처방의 효과를 '이미지화'한 기술을 다수 적어두었는데, 여러분 이게 처방을 기억하는데 도움이 되셨을까요? 사실, 이 책에서 가장 전달하고 싶었던 것은 한약과 동양의학적 병태의 '이미지'였습니다. 이를 통해 처방 선택까지 걸리는 시간을 단축하고 한방을 보다 친숙하게 사용할 수 있는 무기가 되길 저는 바랐습니다.

정형외과는 매우 바쁩니다. 항상 환자가 많고, 때를 가리지 않고 들어오는 외상, 인공관절 수술 일정, 혼잡한 병동과 외래를 거치면서 나온 처방입니다. 아쉽지만 동양의학적 문진, 진찰에 진지하게 시간을 쓸 수 없습니다. 그렇다고 해서 한약을 무턱대고 병명투여하면 효과를 바랄 수 없습니다. 그래서 가능한 시간을 들이지 않고, 적절한 처방을 선택하는 방법을 모색했습니다. 그 결과, 우뇌 인간인 제 마음에 가장 딱 들었던 것이 동양의학적 소견을 대략 '서양의학적 이미지'로 치환시키는 방법이었습니다. 이게 가능하다면 서양의학적 문진과 진찰을 하면서도 사용할 한약을 결정하기 쉬울 것이라는 것이 제 생각이었습니다.

대략적인 '이미지'는 동양의학적으로 보면 이상한 이야기가 되어 버릴 수도 있기 때문에, 이것을 '이미지'화하여 표현하는 것이 상당히 힘들었습니다. 집필을 부탁하셨던 니미 선생, 나카야마 교코 선생님의 제 졸문에 대한 첨삭과 정리가 되지 않은 사고방식을 예리한 지적이 없었다면, 완성되지 못했을 것이라 생각합니다. 마감을 앞두고 셋이서 2일 연속으로 철야를 했어야 했지만, 매우 즐겁게 일할 수 있었습니다. 또한 출판 당시 감수를 허락해주신 무토 요시테루 선생님, 신코의학출판사 하야시 미네코 사장님, 편집담당자 다시로 사치코님에게도 감사 인사를 올립니다.

Dr. T, 토미자와 히데아키

역자후기

2017년 국내에 처음 니미 마사노리 선생의 《플로차트 한약치료》를 번역 출간한 지 벌써 6년이 흘렀습니다. 변증시치(辨證施治) 일색이었던 국내 한의계 풍토에 당시 큰 도전이 되었다고 생각합니다. 한의약 관련 전공자들의 여러 성원에 힘입어 《플로차트 한약치료》와 《플로차트 한약치료2》가 꾸준한 사랑을 받고 있는 것 같아 역자로서 매우 기쁩니다.

이런 기쁨에 도취되어 6년이 흐른 지금, 일본에서는 각 분야별 《플로차트 한약치료》 시리즈가 출간되어 왔습니다. 그 출간의 속도가 너무도 빨라 하나하나 따라가지 못하고 있었는데, 2023년에는 급기야 〈정형외과〉 편이 출간되었고, 근골격계 위주의 진료영역을 구축하고 있는 우리 한의계의 현실에 딱 맞는 영역의 플로차트가 소개된 것 같아 이 시리즈만은 소개하고자 다시 이렇게 펜을 듭니다.

《플로차트 한약치료》 시리즈는 일종의 '병명 한약치료'입니다. '병명 한약치료'라고 하면, 많은 분들이 단순한 '양진한치' 그러니까 서양의학적 진단명에 기반한 양약처방이나 마찬가지인 치료법으로 생각하시곤 하는 것 같습니다. 하지만 이는 '병명 한약치료'에 대한 이해 부족의 결과입니다.

제대로 된 '병명 한약치료'가 이뤄지기 위해서는 크게 2가지가 필수적으로 요구됩니다.

첫째, '병명 한약치료'를 적용하고자 하는 대상(증후나 실환)에 대한 구체적 병태의 파악입니다. 말초성 안면마비(벨마비)를 예로 들자면, 초기 말초성 안면마비에는 안면신경의 염증과 부종의 병태가 존재합니다. 단순히 얼굴근육이 움직이지 않는다로 인식하는 것이 아니라, 얼굴근육이 움직이지 못하게 된 원인병태, 그러니까 '안면신경에 발생한 염증과 부종'을 파악해야만 합니다.

둘째는 '철저한 처방구조 분석'입니다. 처방구조의 분석은 한약처방을 구성하는 한약재의 효능과 각 한약재간의 관계성을 통해 파악할 수 있습니다. 처방구조를 분석하다보면 각 처방이 활용될 수 있는 병태를 알 수 있습니다. 이렇게 파악된 적응 병태를 앞서 언급한 질환 또는 증후의 병태에 대입하여, 사용할 처방을 선택하는 것이 바로 '병명 한약치료'입니다. 안면신경의 염증과 부종 병태에 항염증 효과와 이수 효과를 지닌 시령탕(소시호탕+오령산)을 적용하게 되는 것이 바로 이러한 과정을 거쳐 나오게 되는 것입니다.

이렇게 보면 '병명 한약치료'는 '양진한치'가 아니라 철저한 '한진한치'라 할 수 있습니다. 다만, 그 용어가 현대의학에 기반하여 나온 것일 뿐이죠. 결국, 전통 동양의학이 현대적으로 계승 발전된 버전이라 보는 것이 타당해 보입니다.

이런 관점에서 《플로차트 한약치료》 시리즈를 봐주시길 바랍니다.

특히 이번 〈정형외과〉 편은 한의약 전공자의 관점에서는 파악하기 힘들었던 새로운 관점을 여럿 제시합니다. 계지복령환가의이인은 전통적으로는 '여드름' 처방이었지만, 이 책에선 미세혈류장애 병태를 지닌 각종 정형외과 증후의 기본처방으로 재탄생했습니다.

또한 일선에서 열심히 정형외과 진료를 하고 있는 의사가 서양의학적 처치로 해결하지 못한 부분을 손수 제시하고, 그에 대한 해법을 한약 엑스제로 제안했다는데 큰 의의가 있습니다. 국내 임상현장에서 한약치료를 활용해 갈 방향에 대한 여러 힌트도 제공하고 있다 생각합니다.

아무쪼록 이 책이 바쁜 임상현장에서 고군분투 중인 여러 선생님들의 임상에 바로 도움이 되는 한 권이 되길 기원합니다.

회기동 연구실에서

권승원

참고문헌

니미 마사노리, Dr. T, 토미자와 히데아키……………………………………………

1) 松田邦夫, 稲木一元 : 臨床医のための漢方 [基礎編]. カレントテラピー, 1987

2) 大塚敬節 : 大塚敬節著作集 第1巻～第8巻 別冊. 春陽堂, 1980-1982

3) 大塚敬節, 矢数道明, 清水藤太郎 : 漢方診療医典. 南山堂, 1969

4) 大塚敬節 : 症候による漢方治療の実際. 南山堂, 1963

5) 稲木一元, 松田邦夫 : ファーストチョイスの漢方薬. 南山堂, 2006

6) 大塚敬節 : 漢方の特質. 創元社, 1971

7) 大塚敬節 : 漢方と民間薬百科. 主婦の友社, 1966

8) 大塚敬節 : 東洋医学とともに. 創元社, 1960

9) 大塚敬節 : 漢方ひとすじ一五十年の治療体験から一. 日本経済新聞社, 1976

10) 松田邦夫 : 症例による漢方治療の実際. 創元社, 1992

11) 日本医師会編 : 漢方治療のABC. 日本医師会雑誌臨増 108(5), 1992

12) 大塚敬節 : 歌集杏林集. 香蘭詩社, 1940

13) 三潴忠道 : はじめての漢方診療十五話. 医学書院, 2005

14) 花輪壽彦 : 漢方診療のレッスン. 金原出版, 1995

15) 松田邦夫 : 巻頭言 : 私の漢方治療. 漢方と最新治療13 (1) : 2-4, 世論時報社, 2004

16) 松田邦大, 稲木一元 : 漢方治療のファーストステップ 改訂第二版. 南山堂, 2011

17) 清水藤太郎 : 薬局の漢方. 南山堂, 1963

18) 新見正則 : 本当に明日から使える漢方薬. 新興医学出版社, 2010

19) 新見正則 : 西洋医がすすめる漢方. 新潮社, 2010

20) 新見正則 : プライマリケアのための血管疾患のはなし漢方診療も含めて. メディカルレビュー社, 2010

21) 新見正則：フローチャート漢方薬治療. 新興医学出版社, 2011

22) 新見正則：じゃあ, 死にますか？ ―リラックス外来トーク術―. 新興医学出版社, 2011

23) 新見正則：簡単モダンカンポウ. 新興医学出版社, 2011

24) 新見正則：じゃあ, そろそろ運動しませんか？ 新興医学出版社, 2011

25) 新見正則：iPhoneアプリ「フローチャート漢方薬治療」

26) 新見正則：じゃぁ, そろそろ減量しませんか？ 新興医学出版社, 2012

27) 新見正則：鉄則モダン カンポウ. 新興医学出版社, 2012

28) 松田邦夫, 新見正則：西洋医を志す君たちに贈る漢方講義. 新興医学出版社, 2012

29) 新見正則：症例モダン・カンポウ. 新興医学出版社, 2012

新見正則：飛モダン・カンポウ. 新興医学出版社, 2013

30) 新見正則：患者必読医者の僕がやっとわかったこと. 朝日新聞出版, 2014

31) 新見正則：フローチャート漢方薬治療2. 新興医学出版社, 2014

32) 新見正則：3秒でわかる漢方ルール. 新興医学出版社, 2014

33) 新見正則, 樫尾明彦：スーパー★ジェネラリストに必要なモダンカンポウ. 新興医学出版社, 2014

34) 新見正則：実践ちょいたし漢方. 日本医事新報 4683(1), 2014

35) 新見正則 : 患者さんのためのフローチャート漢方薬. 新興医学出版社, 2015

36) 新見正則：実践3秒ルール128 漢方処方分析. 新興医学出版社, 2016

37) 新見正則, 樫尾明彦 : モダン・カンポウ上達チェックリスト. 新興医学出版社, 2016

38) 新見正則 : サクサク読める漢方ビギナー処方ドリル. 新興医学出版社, 2016

39) 新見正則 : ボケずに元気に80歳！一名医が明かすその秘訣. 新潮文庫, 2017

40) 新見正則：論文からひもとく外科漢方. 日本医事新報社, 2017

41) 新見正則：メディカルヨガ―誰でもできる基本のポーズ. 新興医学出版社, 2017

42) 新見正則：フローチャートこども漢方薬―びっくりおいしい飲ませ方―. 新興医学出版社, 2017

43) 新見正則：フローチャートがん漢方薬―サポート医療・副作用軽減・緩和に―. 新興医学出版社, 2017

44) 新見正則：イグノーベル的バランス思考―極・健康力―. 新興医学出版社, 2017

45) 新見正則：フローチャート高齢者漢方薬―フレイルこそ漢方のターゲット―. 新興医学出版社, 2017

46) 新見正則, 千福貞博, 坂﨑弘美：漢方♥外来ナンパ術. 新興医学出版社, 2017

47) 新見正則, チータム倫代：フローチャート皮膚科漢方薬―いつもの治療にプラスするだけ―. 新興医学出版社, 2018

48) 新見正則, 古郡規雄：フローチャートメンタル漢方薬―臨床 精神薬理学の第一人者が教えます!―. 新興医学出版社, 2019

49) 新見正則, 千福貞博, 坂﨑弘美：漢方♥外来―先生, 儲かりまっか?. 新興医学出版社, 2019

50) 新見正則, 鈴木美香：フローチャート女性漢方薬―とくに女性には効果バツグン!―. 新興医学出版社, 2019

51) 新見正則, 棚田大輔：フローチャートいたみ漢方薬―ペインと緩和にさらなる一手―. 新興医学出版社, 2019

52) 新見正則, 千福貞博, 坂﨑弘美：スターのプレゼン 極意を伝授!. 新興医学出版社, 2020

53) 新見正則, 中永士師明：フローチャート救急漢方薬―リアル救急でも使える!―. 新興医学出版社, 2020

54) 新見正則, 中山今日子：フローチャート薬局漢方薬―薬剤師・登録販売者専用―. 新興医学出版社, 2020

55) 新見正則：コロナで死ぬな！開業医. 新興医学出版社, 2020

56) 新見正則：抗がんエビデンスを得た生薬ファイア. 新興医学出版社, 2021

57) 高尾昌樹 監修, 新見正則・和田健太朗著： フローチャートコロナ後遺症漢方薬ーあなたも今日から診療できる！ー. 新興医学出版社, 2022

플로차트 FlowChart 정형외과 한약

2024년 1월 30일 1판1쇄 발행

지은이 니미 마사노리 | 토미자와 히데아키
감수인 무토 요시테루
옮긴이 권승원

발행인 최봉규
발행처 청홍(지상사)
출판등록 1999년 1월 27일 제2017−000074호

주소 서울 용산구 효창원로64길 6(효창동) 일진빌딩 2층
우편번호 04317
전화번호 02)3453−6111 팩시밀리 02)3452 1440
홈페이지 www.cheonghong.com
이메일 c0583@naver.com

한국어판 출판권 ⓒ 청홍(지상사), 2024
ISBN 979−11−91136−23−4 03510